Störungen systemisch behandeln

CARL-AUER

Störungen systemisch behandeln
Band 11

Herausgegeben von
Hans Lieb und Wilhelm Rotthaus

Thomas Gruber

Sexuell deviantes Verhalten von Jugendlichen

2018

Reihe »Störungen systemisch behandeln«, Band 11
hrsg. von Hans Lieb und Wilhelm Rotthaus
Reihendesign: Uwe Göbel
Umschlag und Satz: Heinrich Eiermann
Printed in Germany
Druck und Bindung: CPI books GmbH, Leck

MIX
Papier aus verantwortungsvollen Quellen
FSC® C083411

klimaneutral
Mehr Bäume. Weniger CO_2

Erste Auflage, 2018
ISBN 978-3-8497-0218-2 (Printausgabe)
ISBN 978-3-8497-8120-0 (ePUB)
ISBN 978-3-8497-8119-4 (PDF)

Bibliografische Information der Deutschen Nationalbibliothek:
Die Deutsche Nationalbibliothek verzeichnet diese Publikation
in der Deutschen Nationalbibliografie; detaillierte bibliografische
Daten sind im Internet über http://dnb.d-nb.de abrufbar.

Informationen zu unserem gesamten Programm, unseren Autoren
und zum Verlag finden Sie unter: **www.carl-auer.de**.

Wenn Sie Interesse an unseren monatlichen Nachrichten aus
der Vangerowstraße haben, abonnieren Sie den Newsletter unter
http://www.carl-auer.de/newsletter.

Carl-Auer Verlag GmbH
Vangerowstraße 14 • 69115 Heidelberg
Tel. +49 6221 6438-0 • Fax +49 6221 6438-22
info@carl-auer.de

Inhalt

Vorwort der Herausgeber 7

Vorwort 9

1. Einleitung 11

Zur Bedeutung des Problems 12

2. Klinisches Erscheinungsbild 16

2.1 Vom Phänomen zur Diagnose (und zurück) 20

2.2 Beschreibung 26

Fall I: Pädosexuelle Interessen 26

Fall II: Bindungsstörung mit Enthemmung 28

Fall III: Sexuelle Reifungskrise 29

Fall IV: Fetischismus 31

Fall V: Emotional instabile Persönlichkeit 32

Fall VI: Störung des Sozialverhaltens und der Emotionen 33

Fall VII: Mittelgradige depressive Episode 34

2.3 Differenzialdiagnosen 35

2.4 Komorbidität 36

2.5 Epidemiologie 37

2.6 Verlauf 38

2.7 Diagnostische Verfahren 41

3 Erklärungsmodelle 46

3.1 Psychodynamische Erklärungs- und Therapieansätze 46

3.2 Verhaltenstherapeutische Erklärungs- und Therapieansätze 48

3.3 Andere Erklärungs- und Therapieansätze 50

3.4 Systemische Erklärungs- und Therapieansätze 55

3.5 Ambulant oder stationär? 61

4 Therapeutisches Vorgehen 67

4.1 Therapeutische Haltung und störungsspezifische Grundideen 67

4.1.1 Orientierung am Auftrag 71

4.1.2 Allparteilichkeit 89

4.1.3 Die Jugendlichen und ihre Familienmitglieder als Experten 92

4.1.4 Zukunftsorientierung 94

4.1.5 Ressourcenorientierung . . . 99
4.1.6 Störungsspezifische Grundideen . . . 101
4.2 Einzel- versus Gruppentherapie . . . 106
4.2.1 Systemische Gruppentherapie . . . 106
4.2.2 Systemische Einzeltherapie . . . 108
4.3 Therapeutische Methoden . . . 109
4.3.1 Dekonstruktion der Funktion des Symptoms . . . 110
4.3.2 Lösungsorientiertes Arbeiten . . . 114
4.3.3 Familienskulptur . . . 115
4.3.4 Externalisierung des Symptoms . . . 116
4.3.5 Arbeit mit Metaphern . . . 118
4.3.6 Biografiearbeit . . . 119
4.3.7 Systemische Fragetechniken . . . 122
4.3.8 Milieutherapeutische Ansätze im Rahmen stationärer Therapie . . . 124
4.3.9 Therapeutische Rituale . . . 129
4.3.10 Systemische Arbeit mit dem Bezugssystem der Jugendlichen . . . 133
4.4 Unterstützende Maßnahmen . . . 140
4.5 Medikamentöse Therapie . . . 144
4.6 Rückfallprophylaxe . . . 145

5 Fallbeispiel: Tobias . . . 148

6 Stand der Forschung . . . 161

Literatur . . . 167

Über den Autor . . . 174

Vorwort der Herausgeber

Ursprünglich ein querdenkendes Außenseiterkonzept, hat sich der systemische Ansatz heute in vielen Bereichen der Therapie und der Beratung theoretisch wie praktisch etabliert. Auch Vertreter anderer Schulen bereichert er mittlerweile in ihrer Arbeit. Die Etablierung eines Paradigmas birgt für dieses selbst aber auch Risiken, weil sie stets mit der Verfestigung von Denk- und Handlungsgewohnheiten einhergeht. Die Reihe *Störungen systemisch behandeln* stellt sich vor diesem Hintergrund zwei Herausforderungen: Nichtsystemischen Behandlern und Vertretern anderer Therapierichtungen soll sie komprimiert und praxisorientiert vorstellen, was die systemische Welt im Hinblick auf bestimmte Störungsbilder zu bieten hat. Innerhalb der Systemtherapie steht sie für eine neue Phase im Umgang mit dem Konzept von »Störung« und »Krankheit«.

Historisch gesehen war einer ersten Phase mit erfolgreichen Konzepten zu Krankheitsbildern wie Schizophrenie, Essstörungen, psychosomatischen Krankheiten und affektiven Störungen eine zweite Phase gefolgt, die geprägt war von einem gezielten Verzicht oder einer definitiven Ablehnung aller Formen störungsspezifischer Codierungen. In jüngerer Zeit wenden sich manche Vertreter der systemischen Welt wieder störungsspezifischen Konzepten und Fragen zu – und werden von anderen dafür deutlich attackiert. Diese neue Welle ist bedingt durch die Anerkennung der Systemtherapie als wissenschaftliches Heilverfahren, durch den Antrag auf deren sozialrechtliche Anerkennung und nicht zuletzt dadurch, dass viele im klinischen Sektor systemisch arbeitende Kollegen täglich gezwungen sind, sich zu störungsspezifischen Konzepten zu positionieren.

Die systemische Welt hat hierzu einiges anzubieten. Die Reihe *Störungen systemisch behandeln* will zeigen, dass und wie die Systemtheorie mit traditionellen diagnostischen Kategorien bezeichnete Phänomene ebenso gut und oft besser beschreiben, erklären und mit hoher praktischer Effizienz behandeln kann. Sie verfolgt dabei zwei

Ziele: Zum einen soll systemisch arbeitenden Kollegen das große Spektrum theoretisch fundierter und praktikabler systemischer Lösungen für einzelne Störungen zugänglich gemacht werden – ohne das Risiko, die eigene systemische Identität zu verlieren, im besten Fall sogar mit dem Ergebnis einer gestärkten systemischen Identität. Gleichzeitig soll nicht-systemischen Behandlern und Vertretern anderer Schulen das umfangreiche systemische Material an Erklärungen, Behandlungskonzepten und praktischen Tools zu verschiedenen Störungsbildern auf kompakte und nachvollziehbare Weise vermittelt werden.

Verlag, Herausgeber und Autoren bemühen sich, einerseits eine für alle Bände gleiche Gliederung einzuhalten und andererseits kreativen systemischen Querdenkern die Freiheit des Gestaltens zu lassen.

An die Stelle der Abgrenzung und der Konkurrenz zwischen den verschiedenen Therapieschulen ist heute der Austausch zwischen ihnen getreten. Die Reihe »Störungen systemisch behandeln« versteht sich als ein Beitrag zu diesem Dialog.

Dr. Hans Lieb, Dr. Wilhelm Rotthaus

Vorwort

Nach mehr als 30 Jahren Zusammenarbeit mit sexuell devianten Jungen habe ich mich im vorliegenden Buch abschließend mit dieser Lebensphase beschäftigt. Meine Kooperationspartner während dieser Zeit waren: Justiz (Richter, Staatsanwälte, Rechtsanwälte, Polizei), Jugendämter, sehr verschiedene Bezugssysteme der Jungen, wie z. B. Eltern oder Familien in unterschiedlichen Konstellationen und zahlreiche Jugendhilfeeinrichtungen sowie zusätzlich Haftanstalten, Krankenkassen, Veranstalter entsprechender Tagungen oder Fortbildungen, Medien (Presse, Rundfunk, Fernsehen) und zahllose interessierte Menschen, die im Gerhard-Bosch-Haus[1] hospitiert haben. Jenseits aller Erfahrungen mit diesen Kooperationspartnern bleibt mir die direkte therapeutische Zusammenarbeit mit den Jungen als bereichernde und kostbare (Lern-)Erfahrung in Erinnerung. Diesen Aspekt der Arbeit in der LVR-Klinik Viersen habe ich nach meinem Ausscheiden vermisst. Ließen mich doch im Rahmen dieser Zusammenarbeit die Jungen an sehr unterschiedlichen, aber immer sehr berührenden Erfahrungen teilhaben. Ich durfte auch fast durchweg ihre Bedürftigkeit kennenlernen, sich auf Beziehungen zu Erwachsenen einzulassen, auch wenn dies zu Beginn einer Zusammenarbeit von ihnen oft geleugnet wurde.

Ich habe von diesen Jungen unglaublich viel gelernt: Sie haben mir gezeigt, wie Menschen, mit den denkbar ungünstigsten Voraussetzungen ausgestattet, bei geeigneter Unterstützung (wenn sie als Personen respektiert und wertgeschätzt werden) trotzdem Entwicklungen nehmen können, die vor der Zusammenarbeit mit ihnen unvorstellbar gewesen wären.

1 Der Autor war mehr als 30 Jahre therapeutischer Leiter von zwei Stationen der Klinik für Psychiatrie und Psychotherapie des Kindes- und Jugendalters der Rheinischen Kliniken Viersen (heute LVR-Klinik Viersen [LVR = Landschaftsverband Rheinland]) zur Behandlung von schuldfähigen Jugendlichen mit sexuell deviantem Verhalten. Die beiden Stationen sind in einem offenen Haus untergebracht, das nach dem Gründer der Klinik, Herrn Prof. Dr. Gerhard Bosch, benannt wurde.

Das Konzept des Gerhard-Bosch-Hauses ist in wichtigen Bestandteilen ebenfalls den Jungen zu verdanken: Die Erwachsenen mussten allerdings gut zuhören und hinsehen, um zu verstehen, welche Schlüsse sie aus dem Verhalten der Jungen, ihren Bemerkungen, Reaktionen und Bewertungen der Zusammenarbeit ziehen mussten. Ein Blick auf die Jungen, der nicht nur auf die sexuellen Übergriffe fokussiert, sondern sie als Klienten psychotherapeutischer Arbeit unter besonderen Bedingungen ins Auge fasst und der ihrer besonderen Entwicklungsphase (Pubertät) Rechnung trägt - ein solcher Blick auf die Jungen war immer lohnenswert und Voraussetzung für den Erfolg dieser Arbeit.

Thomas Gruber

Mönchengladbach, im Januar 2017

1 Einleitung

Noch bis 1990 befanden sich Ansätze zur therapeutischen Arbeit mit sexuell devianten Jugendlichen eher in den Kinderschuhen. Es existierten einige einzeltherapeutische Vorgehensweisen, die jedoch noch nicht spezialisiert und auf Gruppen, sondern auf den Einzelfall bezogen waren. Solche auf den Einzelfall bezogenen Ansätze gab es z. B. in der kinder- und jugendpsychiatrischen Klinik in Viersen (Alves 1990).

In den Niederlanden entwickelte sich etwa zeitgleich ein eher verhaltenstherapeutisch-kognitiv orientiertes Konzept (Bullens 1993), das sich an Erwachsene als Zielgruppe wandte, erstmalig aber den speziellen gesellschaftlichen Kontext dieser Arbeit berücksichtigte; so wurde dem erhöhten gesellschaftlichen Interesse an erneuten sexuellen Übergriffen der Klienten Rechnung getragen, das oft instabile Arbeitsbündnis berücksichtigt und als Konsequenz daraus die Vor- und Nachteile eines noch zu etablierenden oder bereits existierenden juristischen Kontextes der therapeutischen Arbeit diskutiert.

Etwa zeitgleich wurde die im Vorwort erwähnte therapeutische Arbeit mit sexuell devianten Jungen in der Kinder- und Jugendpsychiatrie in Viersen (heute LVR-Klinik Viersen) im Rahmen von personellen und institutionellen Umstrukturierungen systematisch zu dem jetzt als »Viersener Modell« bekannten Vorgehen (Gruber 1995; Rotthaus u. Gruber 2005) weiterentwickelt.

Im stationären klinischen Bereich etablierte sich im weiteren Verlauf dann auch im Westfälischen Institut für Kinder- und Jugendpsychiatrie in Hamm ein ähnliches Vorgehen, das leider inzwischen eingestellt wurde. Zudem begannen zahlreiche Jugendhilfeeinrichtungen, auf der Suche nach Spezialisierungsmöglichkeiten Konzepte zur Betreuung sexuell devianter Jungen zu entwickeln. Diese Konzepte waren und sind deutlich durch modulare Stufen und durch einen eher pädagogischen Fokus gekennzeichnet.

Ebenfalls wurden z. B. in Nordrhein-Westfalen auf Initiative des Ministeriums für Gesundheit, Emanzipation, Pflege und Alter Beratungsstellen initiiert, die in Ergänzung zu bereits bestehenden ambulanten Angeboten in Bochum, Münster und Gelsenkirchen eine bessere ambulante Versorgung dieser Zielgruppe ermöglichen sollten (Gruber 2004).

Sexuell deviante Jungen geraten in der Regel nur dann in den Fokus der Öffentlichkeit, wenn sie durch (spektakuläre) Übergriffe das Interesse auf sich ziehen. Dieses dann entstehende öffentliche Interesse mag aber auch der Grund sein, warum z. B. im klinischen Bereich eine weitere Spezialisierung z. B. für die Arbeit mit sexuell devianten Kindern nach wie vor nicht existiert: Die Gefahr, bei erfolgloser therapeutischer Arbeit selbst zum Adressaten aufgeregten öffentlichen Interesses und u. U. juristischer Ermittlungen zu werden, schreckt vermutlich viele Kliniken ab.

Zur Bedeutung des Problems

Sexuell deviante Jungen leiden in der Regel nicht in eindeutiger Weise unter den von ihnen begangenen sexuellen Übergriffen. Häufig befinden sie sich vor einer Aufdeckung der oft sehr zahlreichen Übergriffe vielmehr in einem Konflikt, der einerseits durch die Attraktivität der übergriffigen Handlungen und andererseits das »schlechte Gewissen«, d. h. die negativen emotionalen Anteile dieser Handlungen, gekennzeichnet ist. Oft wird die Aufdeckung dann als Erleichterung erlebt, weil dadurch dieser Konflikt ohne eigenes Zutun aufgelöst wird. Das Leiden am Konflikt ist damit meist - wenn es zu angemessener Reaktion des Lebensumfeldes kommt und so weitere Übergriffe vermieden werden - beendet.

Einschränkungen für die Lebensperspektive der betroffenen Jungen ergeben sich meist längerfristig: Werden die sexuellen Übergriffe erst später aufgedeckt, besteht die Möglichkeit weiterer Straftaten im Erwachsenenalter mit einer ungleich schwerer wiegenden Verfolgung nach dem Erwachsenenstrafrecht. Werden die Jugendlichen angezeigt (über die Sinnhaftigkeit einer Anzeige soll später diskutiert werden), besteht die Möglichkeit, dass sie durch Einträge ins Führungszeugnis in der beruflichen Laufbahn eingeschränkt sind. Ohne Anzeige schwebt allerdings aufgrund der sehr langen Verjährungsfristen von Straftaten gegen die sexuelle Selbstbestimmung (sie verjähren z. B. aktuell erst zehn Jahre nach dem 18. Geburtstag der Opfer) oft für Jahrzehnte das Damoklesschwert einer später einsetzenden Strafverfolgung über den Tätern.

Betrachtet man die motivationalen Hintergründe der sexuellen Übergriffe, werden weitere, ebenfalls sehr drastische Einschränkungen in der Entwicklung einer zufriedenstellenden Lebensperspektive der Jugendlichen deutlich: So ist etwa ein primär pädosexuell orientierter Junge ohne entsprechende therapeutische Unterstützung vermutlich lebenslänglich nicht nur mit dem Problem konfrontiert, eine für ihn befriedigende Sexualität nur leben zu können, indem er Kinder schädigt (durch Handlungen an Kindern oder auch den Konsum kinderpornografischen Materials im Internet); ihm droht darüber hinaus die Gefahr, inhaftiert oder forensisch untergebracht zu werden. Der Erwerb der Fähigkeit zum Verzicht auf pädosexuelle Handlungen hingegen bedarf in der Regel intensiver therapeutischer Arbeit, damit die Betroffenen Kontrollstrategien erwerben und alternative Vorgehensweisen erlernen, d. h., legale sexuell befriedigende Handlungen wählen können.

Auch Jugendliche, die sexuelle Übergriffe aus einer starken nichtsexuellen Motivation heraus begehen, um z. B. eigene Gefühle von Ohnmacht, Hilflosigkeit und Wertlosigkeit zu kompensieren, werden ohne therapeutische Unterstützung nicht in der Lage sein, zukünftige Beziehungen ohne Unterwerfung oder Abwertung anderer Menschen zu gestalten.

Frühzeitig einsetzende therapeutische Arbeit hat präventiven Charakter: Sie kann einen Beitrag dazu leisten, zukünftige sexuelle Übergriffe zu vermeiden. Allerdings kann diese richtige und gesellschaftlich wichtige Beschreibung der Ausgangslage nicht allein die konkrete therapeutische Arbeit mit sexuell devianten Jungen begründen. Es ist vielmehr notwendig, mit den Jugendlichen und ihren Bezugssystemen gemeinsam im Einzelfall über den Auslöser »Aufdeckung sexueller Übergriffe« und das Anliegen »Der Jugendliche soll nie wieder sexuelle Übergriffe begehen« hinaus Arbeitsaufträge zu erarbeiten, die die Ziele und Interessen der Jugendlichen verfolgen.

Auf die dabei immer bestehenden und entstehenden komplizierten Auftragskonstellationen (Aufträge seitens der Gesellschaft, der Justiz, der Eltern und nicht zuletzt der Jugendlichen selbst) soll später ausführlich eingegangen werden.

Ein weiterer Aspekt, der die Bedeutung der Arbeit mit Jugendlichen nach der Begehung sexueller Übergriffe aufzeigt und ebenfalls auf ihren präventiven Charakter verweist, besteht in der möglichen Weitergabe eigener sexuell übergriffiger Erfahrungen an andere Menschen. Die Frage, wie viele Jugendliche, die sexuelle Übergriffe begangen haben, selbst Opfer von sexuellen Übergriffen waren, wird intensiv diskutiert. Die Zahlen hierzu schwanken erheblich. Elsner und König (2010) haben in ihrer Metastudie Studien mit insgesamt 271 sexuell übergriffigen Kindern ausgewertet. Die Werte für sexuelle Missbrauchserfahrungen schwanken dabei von 59 % bis 96,5 % und für Gewalterfahrungen von 19 % bis 60,8 %.

Kendall-Tackett, Williams u. Finkelhor (2005, S. 182) beschreiben, dass zwei symptomatische Kernbereiche als Folgen sexueller Übergriffe gesehen werden können: Der eine wird mit »Sexualisierung« bei Kindern und der andere mit dem Auftreten von »posttraumatischen Belastungssymptomen (PTBS)« umschrieben. Unter Sexualisierung verstehen die Autoren »sexualisiertes Spiel mit Puppen, Einführen von Gegenständen in den After und die Vagina, exzessives und öffentliches Masturbieren, verführerisches Verhalten, Ersuchen um sexuelle Stimulation von Erwachsenen oder anderen Kindern und altersunangemessenes Wissen« (ebd.).

Die Folgen sexueller Übergriffe für die Opfer werden im Übrigen mit den Folgen körperlicher Misshandlungen in Verbindung gebracht. So werden Letzteren dieselben Auswirkungen zugeschrieben wie sexuellen Übergriffen. Eine hohe Übereinstimmung bezüglich des Vorkommens von sexuellem Missbrauch und körperlicher Misshandlung im Kindesalter wird festgestellt und formuliert: Sexueller Missbrauch sollte nicht isoliert, sondern in unmittelbarem Zusammenhang mit körperlichen Misshandlungen gesehen werden (Richter-Appelt 2005). Das bedeutet, dass auch körperliche Misshandlung alleine ein möglicher Bedingungsfaktor für die Entstehung sexueller Devianz ist.

Zusammengefasst bedeutet dies, dass die Bedeutung des Problems »sexuelle Übergriffe« auch darin besteht, dass in vielen Fällen (s. o.) Erfahrungen, die als Opfer in der Kindheit gemacht wurden, später als Täter weitergegeben werden. Erfahrungen von sexueller und körperlicher Misshandlung können Hintergrundfaktoren für Auffälligkeiten sein, die sich dann möglicherweise in Täterverhalten äußern. Effektive therapeutische Arbeit bietet deshalb die Chance zu Veränderungen, die es den Tätern ermöglichen, über die Verhinderung weiterer sexueller Übergriffe zukünftig ohne die Perspektive »Bestrafung« und mit größerer Zufriedenheit zu leben und zudem weitere Opfer von sexuellen Übergriffen und somit weitere mögliche Täter zu verhindern. Dies lässt sich auch dadurch belegen, dass, wie in 2.5 zur Epidemiologie zusammengefasst dargestellt ist, eine große Zahl erwachsener Täter bereits als Jugendliche beginnen, sexuelle Übergriffe auszuführen. Setzt man also bei dieser Altersgruppe an, besteht die Chance, spätere sexuelle Übergriffe zu verhindern. Deegener (1999) verweist auf Untersuchungen, die belegen, dass 30–50 % der erwachsenen Sexualstraftäter bereits als Jugendliche sexuell übergriffig waren.

2 Klinisches Erscheinungsbild

Für den größten Teil der phänomenologisch beschreibbaren sexuell devianten Verhaltensweisen gibt es keinen direkten Zusammenhang mit Beschreibungen der ICD-10 (vgl. Schmidt u. Poustka 2017). Ausgenommen sind hier primär pädophile Interessen, Fetischismus, Voyeurismus, Frotteurismus, Exhibitionismus und Sadomasochismus. Die mit diesen phänomenologischen Beschreibungen einhergehenden Diagnosen werden unter der Kategorie »Störungen der Sexualpräferenz« in der ICD-10 zusammengefasst, sollten per definitionem allerdings erst nach dem 18. Lebensjahr, d. h. erst an Heranwachsende vergeben werden.

Der phänomenologisch häufigste Anteil sexuell devianten Verhaltens lässt sich jedoch als »sexuell übergriffiges Verhalten zum Nachteil von Kindern« beschreiben. Das heißt: Die Opfer sind im Vergleich zu dem die Handlungen ausführenden Jugendlichen altersmäßig deutlich unterlegen. Dabei handelt es sich in der allergrößten Anzahl der Fälle nicht um Handlungen, die vor allem primär sexuell motiviert sind, sondern es bestehen auch unterschiedliche nichtsexuelle Motivationslagen.

Im Bereich der nichtsexuellen Motivationslagen können im Wesentlichen zwei grobe Richtungen unterschieden werden:

Die übergriffigen Jugendlichen nutzen die sexuellen Übergriffe als Experiment, um die eigene (angenommene oder vermutete) sexuelle Orientierung herauszufinden oder zu testen. Häufig handelt es sich dabei um Jungen, die bei sich homosexuelle Interessen verspüren, sie aber ablehnen und versuchen, sich durch Übergriffe auf jüngere Jungen diese Ablehnung zu bestätigen. Der Effekt zu entdecken, dass diese Handlungen als erregend und sexuell befriedigend erlebt werden, führt dann häufig zu ihrer Wiederholung (zu dem Zweck, dieses Ergebnis zu widerlegen) und nicht zu einer Akzeptanz vorliegender homosexueller Interessen.

Die übergriffigen Jugendlichen haben in ihrer Lebensgeschichte ausgeprägte Erlebnisse von sexueller und körperlicher Gewalt oder starke Ablehnung und Vernachlässigung erfahren, oder sie haben massive körperliche oder sexuelle Gewalt in den ihnen nahestehenden Bezugssystemen (z. B. gewalttätige Handlungen gegen die Mutter) erlebt. Sie führen sexuelle Handlungen aus, um damit andere, meist vorher als sicher unterlegen eingeschätzte Menschen - d. h. meist Kinder - zu demütigen oder zu kränken. Diese »Unterwerfung« verschafft den Jugendlichen dann ein Gefühl der Dominanz und Stärke, führt insgesamt zu einer Selbstaufwertung (Bentovim 1995). Da dieses Gefühl einerseits »genossen wird«, andererseits aber oft durch baldige Zweifel, Schuldgefühle und oder »schlechtes Gewissen« beeinträchtigt wird, werden die übergriffigen Handlungen wiederholt. Dieser Kreislauf führt dann unter Umständen zu sehr großen Zahlen an Übergriffen.

Unspezifisch sexuell motiviert sind dagegen Übergriffe von Jugendlichen, die eher als sozial ungeschickt beschrieben werden können. Es handelt sich um Jugendliche - häufig durch ausgeprägte Intelligenzdefizite gekennzeichnet -, die nach Alter und Entwicklungsstand unterlegene Kinder als Opfer wählen. Sie genießen die sexuelle Handlung. Diese Täter erleben ihre Opfer oft zudem als freundlich, zugewandt und kontaktoffen. Diese Erfahrung führt dann ebenfalls zu einer emotional erlebten Aufwertung des Selbst.

Des Weiteren werden unterlegene Kinder oder Jugendliche - oft wahllos beiderlei Geschlechts -, aber auch Tiere als »Ersatzobjekte« benutzt mit dem Ziel, sexuelle Befriedigung zu erlangen. Diese realen Objekte der sexuellen Handlungen werden dann durch die »Täter« in ihrer Fantasie durch Vorstellungen von Handlungen an und mit den Personen ergänzt, die eigentlich sexuelles Interesse erregen. So ist es möglich, dass sexuell übergriffiges Verhalten an Jungen im Grundschulalter ausgeübt wird, dass die sexuellen Interessen sich aber eigentlich auf gleichaltrige Mädchen richten und die Fantasien während des Übergriffs sich dann auf solche gleichaltrigen und als attraktiv erlebten Mädchen richten.

Eine mögliche Klassifikation sexueller Devianz bietet Deegener (1996). Er unterscheidet nach Nichols und Molinder (1984):

1. Sexuelle Devianz als Sexualverhalten, für das ein juristisches, gesellschaftliches und klinisches Interesse besteht. Es werden 4 Kategorien unterschieden: a) sexueller Missbrauch von Kindern, b) Vergewaltigung, c) Exhibitionismus und d) Sexualmord.
2. Atypisches Sexualverhalten, für das ein primär gesellschaftliches und klinisches, möglicherweise aber kaum juristisches Interesse besteht. Hierzu zählen die Autoren: a) Voyeurismus, b) obszöne Telefonanrufe, c) Fesselung und Züchtigung, d) Sadismus, e) Transvestismus, f) Transsexualität. Ob juristisches Interesse besteht, hängt hier vor allem vom Einverständnis des Objektes der sexuellen Handlungen ab.
3. Sexualverhalten, für das ein gesellschaftliches Interesse bestehen mag und klinisches Interesse nur dann vorliegt, wenn der Klient selbst darüber besorgt ist. Hierzu zählen: a) Homosexualität und b) sexuelle Dysfunktionen.

An dieser Stelle wird deutlich, dass die Bewertung »sexuell abweichenden Verhaltens« immer auch eine Frage gesellschaftlicher Normierung ist: So war Homosexualität bis zur endgültigen Abschaffung des § 175 StGB im Jahr 1994 in der Bundesrepublik Deutschland strafbar. In der Nachkriegszeit wurden bei strenger Anwendung dieses Paragrafen zahlreiche Männer zu Gefängnisstrafen verurteilt.

Eine weitere Beschreibungsmöglichkeit stammt von Groth und Loredo (1981). Frei übersetzt, lässt sie sich folgendermaßen darstellen:

- **Altersbeziehung zwischen Täter und Opfer**
  Je größer die Altersdiskrepanz zwischen den beteiligten Personen ist, desto unangemessener ist die sexuelle Aktivität. Große Altersunterschiede zuungunsten der Opfer können auf Schwierigkeiten des Täters hinweisen, mit Gleichaltrigen Kontakte einzugehen und zu gestalten.

- **Soziale Beziehung zwischen Opfer und Täter**
Die Extreme dieses Kontinuums beziehen sich auf »völlig unbekannt« einerseits und »Mitglied derselben Kernfamilie« andererseits. Sexuelle Übergriffe auf völlig unbekannte Opfer oder auf Opfer in der eigenen Kernfamilie können auf extrem impulsives und weitgehend ungeplantes Vorgehen oder auf sehr gut geplantes Vorgehen unter Ausnutzung der meist intensiven Beziehung innerhalb einer Kernfamilie hinweisen. Die Bedeutung anonymer sexueller Kontakte ist zu untersuchen.

- **Art der sexuellen Verhaltensweisen**
Befinden sich die betreffenden Verhaltensweisen in Übereinstimmung mit dem Entwicklungsstand eines Täters? Zeigen sie mehr Kenntnisse und Erfahrungen, als z. B. in der entsprechenden Altersgruppe erwartet werden kann? Gibt es symbolische oder ritualisierte Verhaltenselemente, die auf das Vorliegen nichtsexueller Bedürfnisse hinweisen?

- **Durchführung der sexuellen Kontakte**
Alle sexuellen Handlungen, die nicht auf gegenseitigem Einverständnis, auf Gleichberechtigung und Gleichwertigkeit beruhen, müssen als Angriffe gewertet werden. In extremen Formen können die sexuellen Handlungen zur Demütigung, Verletzung oder Bestrafung eingesetzt werden. Welche Rolle spielt körperliche Gewalt?

- **Intensität und Häufigkeit der sexuellen Aktivität**
Wie oft, wie lange schon, wie ausschließlich fand die sexuelle Aktivität statt? Gibt es zwanghafte Züge? Gibt es hinsichtlich der Intensität und Häufigkeit Hinweise auf eine Steigerung der sexuellen Aktivität? Steigerungen können auf zugrunde liegende psychische Dekompensationen, d. h. zunehmende psychische Schwierigkeiten, beim Täter hinweisen.

- **Sexuelle Fantasien vor oder während der sexuellen Aktivität**
  Fantasien (z. B. bei der Selbstbefriedigung) können Aufschlüsse über die tatsächlichen sexuellen Interessen eines Täters liefern und sind deshalb wichtige Hinweise für eine diagnostische Einschätzung (u. a. für ein mögliches Steigerungspotenzial der sexuellen Aktivität).
- **Spezielle Besonderheiten der Opfer**
  Gibt es spezielle Charakteristika oder Qualitäten der Opfer, die für den Täter bedeutungsvoll sind? (Sie können Hinweise auf Fixierungen, andere Auffälligkeiten und zugrunde liegende Bedürfnisse des Täters geben.)

Diese Beschreibung ist praxisnah und umfassend und erlaubt dem mit sexuell übergriffigen Jugendlichen Befassten eine Darstellung des sexuell übergriffigen Verhaltens in wichtigen Aspekten.

2.1 Vom Phänomen zur Diagnose (und zurück)

Die »sexuelle Reifungskrise«, im ICD-10 unter F66.0 aufgeführt, erfüllt am ehesten die Merkmale einer Diagnose, die zur Entwicklungsphase meist noch pubertierender Jugendlicher passt. Es wird hier ausdrücklich (durch den Begriff »Krise«) das Vorübergehende dieser diagnostischen Zuordnung betont. Diese Diagnose bedeutet letztendlich, dass die betroffene Person unter einer Unsicherheit hinsichtlich ihrer Geschlechtsidentität oder der sexuellen Orientierung leidet, was zu Ängsten oder Depressionen führen kann. Diese Beschreibung findet sich quasi als »Hintergrundbild« in einer ganzen Reihe nachfolgend zu schildernder diagnostischer Zuordnungen.

Bei Heranwachsenden nach Vollendung des 18. Lebensjahres ist die Diagnose »Pädophilie« (ICD-10, F65.4) zu vergeben, wenn diese Jugendlichen sexuelle Erregung durch Kinder, meist im Vorschulalter mit meist auch eindeutig zu bestimmenden körperlichen Merkmalen, empfinden. Dabei ist die Unterscheidung in »primär« oder *ausschließlich* pädophil und in »sekundär«, d. h. *auch* pädophil, sinnvoll. Es wird dann auch von einer pädophilen »Hauptströmung« oder »Nebenströmung« gesprochen. Gemeint ist, dass es Jugendliche mit ausschließlich pädophilen Interessen gibt, dass aber auch beobachtbar ist, dass Jugendliche neben fixiertem pädophilen Interesse z. B. heterosexuelles Interesse an gleichaltrigen Mädchen haben.

Besonders zu berücksichtigen ist im diagnostischen Prozess, dass es für die betroffenen Jugendlichen äußerst tabuisiert und schambesetzt ist, solche Interessen an Kindern zuzugeben. Dies gelingt ihnen in der Regel nur im Rahmen einer längeren therapeutischen Zusammenarbeit. Und auch dann benötigt der betroffene Junge noch sehr viel Mut, um über diese Fantasien offen und ehrlich zu sprechen und sich einzugestehen, dass er über solche sexuellen Interessen verfügt. (Dies gilt im Übrigen auch oder immer noch für das Eingeständnis eigener homosexueller Interessen bei den entsprechenden Jungen.) Ohne Offenheit z. B. bezüglich der Fantasien eines Jungen bei der Selbstbefriedigung ist aber eine diagnostische Einschätzung seiner sexuellen Interessen nicht möglich.

Ein weiteres Phänomen, das sich mit der Diagnose »sexuelle Reifungskrise« umschreiben lässt, erschwert ebenfalls die Feststellung fixierter pädophiler Interessen: Für die hier zur Diskussion stehende Lebensphase ist es geradezu typisch, dass die eigene sexuelle Orientierung erlebt, gefühlt und somit gefunden werden muss. Diese Auseinandersetzung mit sich selbst führt bei vielen Jungen schon bei der Beobachtung geringer Abweichungen von der heterosexuellen Norm zu großer Verunsicherung. Gebräuchlich ist hier der Begriff »Identitätskonfusion«, der aus der Arbeit mit Jugendlichen kommt, die homosexuelle Jugendliche im Rahmen ihres »Coming-out-Prozesses« begleitet. Diese Identitätskonfusion konkretisiert sich dann in eher unspezifischen Auffälligkeiten: in nachlassenden Schulleistungen, unkonzentriertem Verhalten, Problemen in den Beziehungen zu (gleichgeschlechtlichen) Gleichaltrigen, Stimmungsschwankungen usw. Sie kann aber auch zu den bereits weiter oben beschriebenen sexuellen Übergriffen führen, in deren Rahmen die eigene sexuelle Orientierung (hetero- oder homosexuell, an Gleichaltrigen interessiert oder pädophil) »getestet« wird, meist mit dem Wunsch, sie möge heterosexuell sein und nicht von der gesellschaftlichen Norm abweichen.

Der Diagnose »Fetischismus« (ICD-10, F 65.0) zuzuordnende Handlungen finden sich bei den Jugendlichen in den unterschiedlichsten Ausprägungen. Sexuelle Erregung durch die Benutzung von Damenslips als erregendem Objekt bei der Selbstbefriedigung stellt dabei die häufigste Variante dar. Hinzu kommen sexuelle Erregung durch nackte Füße von Frauen (seltener von Jungen) oder durch Schuhe. Zu den delinquenten sexuellen Handlungen unter der einschlägigen Rubrik »Störungen der Sexualpräferenz« gehören auch obszöne Telefonanrufe und, in Menschenansammlungen, das Pressen des Körpers an andere Menschen zur sexuellen Stimulation.

»Exhibitionismus« (ICD-10, F 65.2) als Diagnose wird in der Regel bei Jungen erst vergeben, wenn diese Verhaltenstendenz als die »Hauptströmung« sexuellen Interesses angenommen werden kann. Hierzu ist wiederum eine intensive Beschäftigung mit den die Selbstbefriedigung der betreffenden Jungen begleitenden Fantasien notwendig. Man geht davon aus, dass bei Jungen, die in ihren Fantasien sexuelle Handlungen mit gleichaltrigen Partnern imaginieren, die exhibitionistischen Handlungen noch als »puberales Suchverhalten« beschrieben werden können (Lempp 1983, S. 260). Tauchen in den entsprechenden Fantasien bereits exhibitionistische Handlungen auf, dann würde man von einer Hauptströmung sprechen. Die Diagnose wäre dann gerechtfertigt.

Bei jüngeren sexuell auffälligen Jungen wird die Diagnose »Bindungsstörung mit Enthemmung« (ICD-10, F 94.2) zu vergeben sein, wenn der immer sehr starke nichtsexuelle Hintergrund der sexuellen Übergriffe sich durch eine große Zahl dieser Übergriffe und eine große Wahllosigkeit in Bezug auf die körperlichen Merkmale der Opfer auszeichnet. Häufig gesellt sich dann eine große Kränkbarkeit der Jungen hinzu: Sie fühlen sich schnell und oft »vorauseilend« von Gleichaltrigen gekränkt und agieren dann ihrerseits sehr provokant und abwertend. Eine Kompensationsstrategie dieses mit dem Erleben der Kränkung verbundenen Gefühls der Abwertung besteht dann auch darin, allgemein schwächere Menschen (das sind in der Regel Kinder, aber auch intelligenzgeminderte jüngere, gleichaltrige oder ältere Menschen) durch sexuelle Handlungen zu demütigen.

Die Diagnose »emotional instabile Persönlichkeit«, Typ »Borderline« (ICD-10, F 60.31)- kann wiederum nur bei bereits 18-jährigen Jugendlichen verwendet werden. Allerdings umfasst sie eine große Anzahl von Auffälligkeiten, die als Voraussetzung für sexuelle Übergriffe infrage kommen: Zuallererst ist hier die oft enorme Kränkbarkeit der Jungen zu nennen. Wie bereits bei den Jüngeren (siehe Bindungsstörung mit Enthemmung) beschrieben, versuchen die mit dieser Diagnose in Verbindung zu bringenden Jugendlichen jede Form der Selbstwertkränkung durch (oft vorauseilende) Kränkungen und Abwertungen des Gegenübers zu vereiteln oder zu beantworten. Aus beiden Möglichkeiten, Kränkung zu vermeiden, erwachsen dann meist heftige Konflikte mit anderen Jugendlichen oder mit Erwachsenen, die oft mit einer »Niederlage« der Betroffenen enden. Dies wird erneut als Kränkung verstanden, und die Jugendlichen versuchen dann, die damit verbundenen Gefühle wiederum zu kompensieren; sexuelle Übergriffe stellen dann - häufig vor dem Hintergrund eigener erlebter Missbrauchs- oder Gewalterfahrungen - das Mittel der Wahl dar: Sie sind geeignet, andere effektiv und stark zu demütigen und zu kränken.

Die Hilflosigkeits- und Ohnmachtsgefühle des so unterworfenen Gegenübers ermöglichen dem Täter die Erfahrung von Macht- und Dominanzgefühlen, die das Selbstwertgefühl stärken. Eine besondere Variante wahrgenommener oder angenommener Kränkung besteht bei Jungen, denen dieses Störungsbild zugeschrieben wird, darin, dass sie die Ablehnung von intensiver Beziehung – das Gefühl, von einer bestimmten Person nicht geliebt zu werden – als starke Kränkung empfinden. Aus diesem Gefühl kann dann einerseits teils massiv ausgeprägtes selbstverletzendes Verhalten, andererseits aber auch wiederum als Kompensationsstrategie die Idee zu sexuellen Übergriffen entstehen.

»Störungen des Sozialverhaltens und der Emotionen« (ICD-10, F 92.8) sind in der kinder- und jugendpsychiatrischen Diagnostik eher als unspezifische »Verlegenheitsdiagnosen« bekannt, bei denen der/die Diagnostizierende glaubt, sich nicht festzulegen zu müssen. Sie umschreiben eher unspezifisch eine große Bandbreite von Verhaltens- und Erlebensweisen. Im Zusammenhang mit den hier zur Diskussion stehenden Jugendlichen beschreiben sie die Gruppe, die generell eine große Bereitschaft aufweist, Regeln und Normen zu verletzen. Sexuelle Übergriffe sind dabei als Grenzverletzungen zu sehen, die meist in einem Kontext anderer Grenzverletzungen stehen. Hinzu kommen kann aber eine Komponente von Kompensation eigener negativer emotionaler Befindlichkeiten: Gefühle von Versagen und eigener Wertlosigkeit, mangelnde positive Selbstzuschreibungen und ein oft völlig fehlendes Bewusstsein für die eigenen Stärken führen dann dazu, andere durch sexuelle Übergriffe abzuwerten und zu demütigen. Es wird der Weg gewählt, wie er bereits weiter oben beschrieben ist.

Die Diagnose »mittelgradige depressive Episode« (ICD-10, F 32.1) zeichnet sich bei Jugendlichen durch eine Reihe von Bestandteilen aus, die in ähnlicher Form bereits bei der Schilderung der Zuordnung zu anderen Diagnosen dargestellt wurden. Hier steht die bei Jugendlichen im Rahmen dieser Diagnose immer wieder feststellbare große Ambivalenz in Emotionalität und Verhalten im Mittelpunkt: Einerseits handelt es sich vordergründig häufig um Jungen mit sehr angepassten Verhaltensweisen. Sie können problemlos Strukturen und geltende Regeln respektieren. Hinzu kommen Antriebsschwäche, Passivität und häufig eine gedrückte Stimmungslage, in Verbindung mit einem gering ausgeprägten Bewusstsein für die eigenen Stärken und wenig ausgeprägten aktiven sozialen Kompetenzen, wie z. B. nur eine geringe Konfliktfähigkeit oder wenig Bereitschaft, die eigenen Interessen zu vertreten. Im Kontrast dazu stehen bei solchen Jungen, die sexuelle Übergriffe begangen haben, oft große Zahlen solcher Übergriffe und auch eine erhebliche Bereitschaft, im Rahmen dieser Übergriffe teils massiv Gewalt einzusetzen. Im Kontakt mit diesen Jungen erscheinen die geschilderten, oft aggressiven sexuellen Übergriffe aufgrund der die betreuenden Erwachsenen immer imponierenden Bereitschaft, sich an den jeweiligen Kontext anzupassen und unterzuordnen, und aufgrund der oft völlig fehlenden eigenen Positionierung sowie der spürbaren gedrückten Stimmungslage die geschilderten Übergriffe oft als nur schwer nachvollziehbar.

Exkurs: Bisher wurde ausschließlich von männlichen Jugendlichen als sexuell übergriffig Agierenden gesprochen. Dies spiegelt wider, dass die überwiegende Anzahl der Täter de facto männlichen Geschlechts sind. Trotzdem soll nicht vergessen werden, dass es auch sexuell übergriffige Mädchen (und Frauen) gibt.

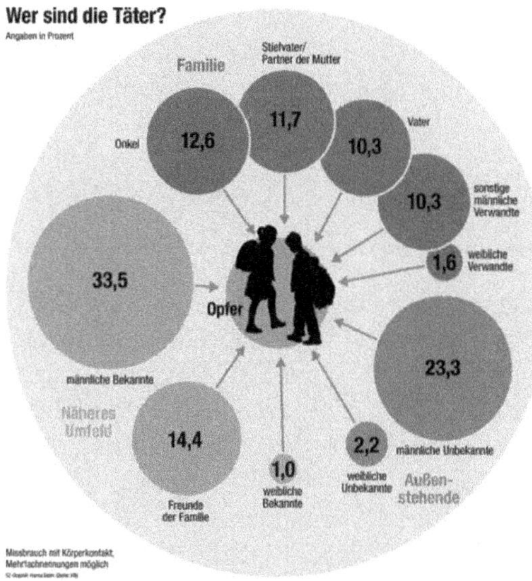

Abb. 1: Wer sind die Täter? (Quelle: Süddeutsche Zeitung)

Die Abbildung weist den geringen Anteil von Täterinnen aus. Dieser Zahlenlage entspricht, dass es in der Bundesrepublik Deutschland lediglich eine spezialisierte Jugendhilfegruppe gibt, die sich mit Mädchen, die sexuell übergriffig geworden sind, beschäftigt (Oginiewski 2015).

> »Sexueller Missbrauch findet in etwa 80 bis 90 Prozent der Fälle durch Männer und männliche Jugendliche statt, zu etwa 10 bis 20 Prozent durch Frauen und weibliche Jugendliche. Dies bestätigen auch internationale Studien« (Unabhängiger Beauftragter für Fragen des sexuellen Missbrauchs 2017).

Aus unserer eigenen Erfahrung ist anzufügen, dass einige Jungen über Übergriffe ihrer Mütter berichten konnten. Sie fanden ausschließlich im Kontext von Pflege- oder Hygienehandlungen der Mütter an den Jungen statt. Sie wurden von den Jungen als bedrängend, unangenehm und aversiv besetzt erlebt. Keiner der Jungen hat diese Handlungen jedoch während ihrer Ausführung oder unmittelbar danach so eingeordnet, dass er sich Unterstützung zu zukünftiger Abgrenzung geholt hätte. Vielen Jungen fiel die Einordnung dieser Handlungen auch nach Jahren noch schwer: Ihre starke Kontextabhängigkeit als Pflege- oder Hygienehandlungen trug somit zu ihrer Verdeckung bei.

2.2 Beschreibung

Fall I: Pädosexuelle Interessen

Die Entwicklung pädosexueller Interessen bzw. von pädosexuell motivierten Übergriffen kann folgendermaßen aussehen: Kevin, 16 Jahre alt, entdeckt zunächst bei der Betrachtung pornografischer Darstellungen im Internet (er hat das Wort »Sex« zur Bildersuche verwendet), dass ihn Darstellungen heterosexueller Handlungen nicht erregen, dass er aber ausgiebig und voller Erregung Bilder nackter Kleinkinder und Kinder betrachtet, die zunächst noch nicht einmal in sexuelle Handlungen eingebunden sind. Er beginnt daraufhin, beim Betrachten dieser Bilder zu masturbieren. Gleichzeitig lehnt er dieses Verhalten aber auch ab. Er bemüht sich auch, Darstellungen heterosexuell motivierter sexueller Handlungen zur Stimulation zu benutzen, was ihm jedoch eher wenig gelingt. Die Tatsache der Erregung durch Darstellung kleiner Kinder verunsichert ihn. Er verleugnet sie einerseits, andererseits beginnt er, verstärkt nach solchen Darstellungen zu suchen. Er fängt an, in Foren nach Bildern zu fragen, die sexuelle

Handlungen an Kindern darstellen, sucht nach entsprechenden Bildern und Videos im Internet und wird fündig. Er denkt, das sei nicht schlimm, er mache nichts Verbotenes, da er doch niemandem schade. Später versucht er, Situationen aufzusuchen, in denen er Kinder real beobachten kann: Es müssen Kinder sein mit fehlender Ausprägung sekundärer Geschlechtsmerkmale, ohne jede Behaarung am Körper. In seiner Fantasie sind es »liebe« und »freundliche« Kinder, die ihm interessiert und zugewandt begegnen würden.

Die Situationen zur Beobachtung ergeben sich im Schwimmbad, beim Babysitten in einer benachbarten Familie und bei Cousins und Cousinen, die er bei Besuchen zur Toilette begleiten soll. Er selbst hat keine Geschwister. Er beginnt, in alltäglichen Situationen die Kinder mit unverfänglichen Handlungen an den Geschlechtsteilen zu berühren, und stellt fest, dass ihn Mädchen mehr anziehen und erregen als Jungen. Er kann der kleinen sechsjährigen Cousine, wenn er sie hochhebt oder trägt, problemlos seine Hand an die Scheide legen und, wenn sie im Badeanzug ist, auch mit dem Finger daruntergehen und in die Scheide eindringen. Er kann im Schwimmbad tauchen und »zufällig« kleine Mädchen im Scheidenbereich berühren.

Gleichzeitig lehnt er diesen Anteil sexueller Interessen an sich weiter massiv ab. Er versucht, sich selbst davon zu überzeugen, dass er »nicht auf kleine Kinder steht«. Er sucht Stimulation durch Videos, Filme und Bilder, die ihm sexuelle Handlungen zwischen gleichaltrigen oder älteren Frauen und Männern zeigen. Trotzdem erweitert er sein Repertoire zur Kontaktaufnahme und zur Durchführung ihn stark erregender Handlungen immer mehr, bis er damit konfrontiert wird, dass die von ihm geschädigten Cousinen gegenseitig die von ihnen erlebten Handlungen reinszenieren und von ihrer Mutter dabei beobachtet werden. Sie erzählen der Mutter bereitwillig, woher sie diese Handlungen kennen. Der Junge wird mit dieser Aufdeckung angesprochen und leugnet zunächst. Später wird er schildern, dass er erleichtert war, dass der Annäherungs-Vermeidungs-Konflikt, in dem er sich befand, auf diese Weise gelöst wurde.

Fall II: Bindungsstörung mit Enthemmung

Tobias lebt seit seinem fünften Lebensjahr in einer alters- und geschlechtsgemischten Jugendhilfegruppe. Er wird als untergeordnet agierendes und angepasstes Gruppenmitglied geschildert, das kaum in der Lage sei, Ordnung zu halten und seine persönliche Hygiene selbstständig durchzuführen. Er reagiere kaum emotional, wirke hier oft flach, sei an keinen der Mitarbeiter emotional gebunden, sei eigentlich gar nicht zu provozieren.

Er beginnt dann mit 13 Jahren, d. h. mit Beginn seiner körperlich pubertären Entwicklung, die wesentlich jüngeren Mädchen in der Gruppe zunächst dazu zu »veranlassen«, ihm ihre Scheide zu zeigen. Er erreicht das zunächst mit Versprechungen (»Du darfst mit meiner Playstation spielen«) und später mit Androhung von Schlägen. Als das nicht mehr zum Ziel führt, wendet er körperliche Gewalt an, um die Mädchen in sein Zimmer zu zerren und sie dort mit gezielten Schlägen einzuschüchtern. Er fängt an, mit ihnen Vaginalverkehr zu versuchen. Er kann nicht eindringen, da die Mädchen über Schmerzen klagen, weil sein Penis zu groß und ihre Scheide zu klein ist. Es bleibt dabei, dass er seinen Penis zwischen den Schamlippen der Mädchen reibt und so zum Samenerguss kommt. Er sorgt dafür, dass die Mädchen mit weiteren Androhungen von Schlägen eingeschüchtert bleiben. Im weiteren Verlauf schafft er es, dass bereits von ihm missbrauchte Mädchen andere Mädchen »rekrutieren«, die er dann ebenfalls zu der beschriebenen Praxis zwingt. Die Mädchen übernehmen diese Aufgabe in der Hoffnung, dann selbst von ihm verschont zu bleiben. Parallel dazu verhält er sich in der ihm gut vertrauten Jugendhilfegruppe weiter angepasst und regelkonform. Aufgedeckt werden diese Übergriffe erst, nachdem eine Mitarbeiterin ein Gespräch zwischen zwei Mädchen gehört hat, in dem die eine der anderen versucht, schmackhaft zu machen, mit ihr in das Zimmer des Jungen zu gehen: »Das ist nicht schlimm, tut nicht weh, und vielleicht gibt er dir was dafür.«

In der späteren Zusammenarbeit wird sehr schnell deutlich, dass der Junge es genoss, in der Interaktion mit den Mädchen sich als

»Bestimmer« (von ihm selbst gewählter Begriff) zu fühlen. Er schildert die sexuelle Befriedigung durch den Samenerguss als weniger wichtig denn das Gefühl, sich gegenüber den Mädchen als stark, mächtig und durchsetzungsfähig gezeigt zu haben. Bei der Rekonstruktion seiner Vorgeschichte, die der Jugendhilfeeinrichtung im Übrigen nicht bekannt war, stellt sich heraus, dass er massive Gewalterfahrungen in der Herkunftsfamilie selber erlebte und auch dabei war, wie der Vater die Mutter vergewaltigte. Zudem schildert er eigene sexuelle Missbrauchserfahrungen als Kleinkind im Rahmen der Sorgerechtsbegutachtung, ohne sie so benennen zu können. Er konnte damals keine Bewertungen dieser Handlungen vornehmen, außer dass sie »eklig« und »nicht schön« gewesen seien. Diese Erfahrungen aus seiner Vorgeschichte hat er im weiteren Verlauf nie thematisiert. Auch nicht, wenn vorsichtig danach gefragt wurde. Er verneinte stets, solche Erfahrungen gemacht zu haben.

Fall III: Sexuelle Reifungskrise

Simon, knapp 18 Jahre alt, beginnt in einer Internatsschule, jüngere, noch nicht 14-jährige Jungen per WhatsApp zu sexuellen Themen zu befragen: »Weißt du, was Sex ist«? »Stehst du auf Mädchen oder Jungen«? »Hast du schon mal gehört, was Analverkehr ist«? Die Jungen reagieren meist nicht darauf, einer aber antwortet, und der knapp 18-Jährige verabredet sich mit ihm nachts in seinem Zimmer. Es gelingt ihm, den 13-Jährigen langsam zu sexuellen Handlungen zu veranlassen: Er gibt ihm Geld dafür. Er berührt zunächst den Jungen am Penis (Streicheln, Stimulieren) und animiert ihn, dasselbe bei ihm zu tun. Nach einigen Treffen überredet er den 13-Jährigen, dass er an ihm Analverkehr ausführen darf. Der 13-Jährige hat dabei starke Schmerzen und bricht den Kontakt ab.

Der ältere Junge verfolgt ihn dann weiter mit WhatsApp-Nachrichten und fordert ihn auf, doch wieder zu ihm zu kommen. Schließlich erzählt der 13-Jährige seinen Eltern von den Kontakten zwischen ihm und dem älteren Jungen, die dann eine Anzeige erstatten.

Aus Simons Vorgeschichte ist bekannt, dass seine Eltern, als er noch sehr jung war, in einem heftigen Scheidungskrieg gefangen waren. Er hat immer bei seiner leiblichen Mutter gelebt, da der leibliche Vater ihn ablehnte, abwertete und verletzte. Gleichzeitig bot er große Versprechungen für den Fall, dass der Junge zu ihm käme. Diese Versprechungen hat er jedoch nie auch nur ansatzweise umgesetzt. Der Junge hat bis zum Internatsbesuch immer bei seiner Mutter im Ehebett geschlafen. Er hat alle ihre Sorgen mit ihr geteilt. Neue Partner der Mutter hat er erfolgreich aus der Familie hinausgeekelt. Seine Position war so von einer extremen Parentifizierung gekennzeichnet, die ihn zuletzt auch dazu veranlasste, seine Mutter mit Gewaltandrohung oder tatsächlicher körperlicher Gewalt einzuschüchtern, wenn ihr Verhalten nicht seinen Wünschen entsprach.

Mit 15 Jahren entdeckt er homosexuelle Interessen an sich. Er kann sie sich nicht eingestehen. In seinen Augen würde das die vom leiblichen Vater zelebrierte Abwertung seiner Person noch verstärken. Sein Bild des »Mannes im Haushalt der Mutter« war nach seiner Einschätzung auch nicht mit homosexuellen Interessen vereinbar. Er beginnt, nach Wegen zu suchen, diese sexuelle Orientierung, die er an sich wahrnimmt, aber gleichzeitig ablehnt, zu überprüfen. Zunächst »testet« er seine sexuelle Erregung anhand von Darstellungen im Internet. Schließlich versucht er, mit den erwähnten jüngeren Jungen, die für ihn leicht verfügbar sind und die er für unterlegen hält, solche »Tests« durchzuführen. Diese Tests sollen so ausfallen, dass er die Bestätigung erhält, nicht homosexuell zu sein. Tatsächlich aber bestätigen sie die von ihm abgelehnte homosexuelle Orientierung. Er setzt die Tests fort in der Hoffnung, doch noch das gewünschte Ergebnis erhalten. Durch die dabei empfundene Erregung und Befriedigung wird das Verlangen nach Jungen aber gleichzeitig immer größer. Die Aufdeckung durch den 13-Jährigen löst diese Ambivalenz auf, indem sie zunächst weitere Übergriffe verhindert.

Fall IV: Fetischismus

Fritz, 15 Jahre alt, hat in seiner Wohnumgebung 300 Tanga-Slips entwendet. Er hat sie zunächst von Wäscheleinen, dann aus Waschkellern und schließlich aus Ferienunterkünften für Schulklassen gestohlen. Zunächst hat er die Slips dazu benutzt, sich bei ihrem Anblick zu erregen und dann auf sie zu ejakulieren. Später ging es ihm nur noch um ihren Besitz, und im weiteren Verlauf hat er versucht, den Besitzerinnen nachzustellen und sie zu sexuellen Handlungen zu animieren; dabei genoss er aber immer mehr auch ihre Flucht vor ihm und ihre Angst, die er spürte, wenn sie ihn im Dunkeln vor ihrer Terrassentüre stehen sahen. Strafverfahren wegen Diebstahls beeindruckten ihn nicht, führten höchstens zu einer kurzfristigen Unterbrechung dieser Handlungen. Erst als er die Frauen bis in ihr Wohnumfeld verfolgte und begann, sich vor ihnen zu exhibitionieren, schreckten ihn die massiveren strafrechtlichen Konsequenzen vor weiteren Übergriffen ab.

Aus seiner Vorgeschichte wurden Daten bekannt, die es nahelegen, ihn als »Sorgenkind« zu charakterisieren. Seine Mutter hatte große Mühe, ihn als Säugling zu ernähren, hatte mehrfach Angst, er könne sterben, da er aufgrund einer nicht erkannten Nahrungsmittelunverträglichkeit kaum Nahrung bei sich behalten konnte. Eingeleitete medizinische Untersuchungen erbrachten spät entsprechende Ergebnisse. Erst im Alter von fünf Jahren war es problemlos möglich, ihn zu ernähren. Allerdings hatte sich sein Essverhalten dann schon so weit problematisch entwickelt, dass er der Mutter ununterbrochen Vorschriften machte, was er essen würde und was nicht. Die Beziehung zur Mutter war aufgrund der gemeinsamen dramatischen Geschichte sehr eng. Sie lebte mit dem Vater des Jungen zusammen, weigerte sich aber, ihn zu heiraten. Sie äußerte damals, ihr Herz gehöre ihrem Sohn. Der verfügte praktisch über keinerlei Beziehungen zu Gleichaltrigen. Wünsche nach Kontakten zu gleichaltrigen Mädchen waren vorhanden, konnten von ihm aber überhaupt nicht umgesetzt werden. Er fühlte sich von ihnen nicht respektiert, versuchte, sein Verhalten, das in der Beziehung zur Mutter erfolgreich war, auf die möglichen

Beziehungspartnerinnen zu übertragen. Die lehnten deshalb seine Beziehungsangebote meist sofort ab.

Fall V: Emotional instabile Persönlichkeit

Mark, ein stark übergewichtiger Junge, begeht in einer Jugendhilfeeinrichtung zahllose sexuelle Übergriffe auf Jungen im Grundschulalter. Er erfindet Spiele, in deren Rahmen er die Jungen zu sexuellen Handlungen (zuerst an jeweils sich selbst) und dann an ihm animiert. Er erfindet die Spiele im Rahmen einer Idee zur »Aufklärung« über Sexualität: Er bietet den Jungen Informationen an, die sie aber nur bekommen, wenn sie in seinen Klub eintreten. Eintreten können sie aber nur, wenn sie ihm vorher ihren Penis zeigen und seinen Penis stimulieren. Die meisten Jungen, die er fragt, stimmen zu.

Es fällt auf, dass Mark zu seiner taubstummen und geistig behinderten Mutter eine sehr gewalttätige Beziehung hat: Er hat sie in der Vergangenheit geschlagen, abgewertet und gedemütigt. Sie ihrerseits vergöttert ihren Jungen. Die Jugendhilfeeinrichtung versuchte sehr lange, den Jungen zu einer Gewichtsabnahme zu bewegen. Später stellte sich heraus, dass er das stets vereitelt hat, da er seine durch sein Übergewicht entstandenen Brüste nicht verlieren wollte. Er wollte nämlich lange Zeit eigentlich ein Mädchen werden. Seine Brüste dienten ihm auch dazu, seiner homosexuellen Orientierung zu entgehen, die er zu seinem Schrecken hatte feststellen müssen. Sein Muster in Beziehungen zu Erwachsenen war extrem ambivalent: Er konnte bei der geringsten angenommenen Zurückweisung(»Du liebst mich nicht«) zu massiven selbstverletzenden Verhaltensweisen (z. B. Schneiden oder Ritzen) greifen, um die Erwachsenen so wieder zu Annäherung zu zwingen. Hielten Erwachsene einen professionellen Abstand, versuchte er mit allen Mitteln, ihnen eine sehr nahe Beziehung aufzuzwingen, indem er z. B. das Recht für sich postulierte, Details aus dem Privatleben der ihn betreuenden Mitarbeiter zu erfahren. Wurde ihm dies verwehrt, suchte und fand er in der Jugendhilfegruppe seine Selbstaufwertung durch die Manipulation der jüngeren Jungen und die anschließenden sexuellen Handlungen an ihnen. Zudem konnte er hier, für sich selbst ungefährlich, seine homosexuellen Interessen ausleben. Sie waren auch für ihn als Spiel verbrämt, sodass er seine Leugnungen abmildern konnte.

Fall VI: Störung des Sozialverhaltens und der Emotionen

Andreas veranlasste in zwei unterschiedlichen Jugendhilfeeinrichtungen zwei verschiedene Jungen (einen älteren, einen jüngeren) dazu, mit ihm Oral- bzw. Analverkehr auszuführen. Bei beiden Jungen lag eine deutliche Intelligenzminderung vor. In beiden Fällen versprach er den Jungen materielle Gegenleistungen. Zudem wurde über ihn berichtet, dass er in beiden Jugendhilfeeinrichtungen keinerlei Regeln akzeptierte. Er verließ die Gruppen nachts, konsumierte Cannabis und setzte andere Jungen mit der Androhung körperlicher Gewalt unter Druck, um seine Ziele durchzusetzen. Zudem verhielt er sich gegenüber den Erwachsenen sehr provokant und abwertend, beschimpfte und beleidigte sie, verweigerte die Erfüllung von täglichen Pflichten.

Aus seiner Vorgeschichte wurde bekannt, dass er die ersten drei Lebensjahre bei seiner leiblichen Mutter und dem leiblichen Vater verbrachte. Dann wurden beide Eltern in den USA wegen Drogenhandels verhaftet und zu Haftstrafen verurteilt. Der Junge wurde daraufhin in der Jugendhilfe untergebracht. Mit acht Jahren kehrte er zur Mutter zurück. Beide lebten in Berlin. Der Vater war wegen anderer Straftaten erneut inhaftiert worden. Die Mutter berichtete, dass sie ihren Sohn in keiner Weise erzieherisch habe beeinflussen können. Sie habe sich deshalb entschlossen, mit ihm ins Sauerland zu ziehen, in die Nähe ihrer Herkunftsfamilie. Der Sohn, damals 13 Jahre alt, verweigerte aber den Umzug und verblieb ein halbes Jahr alleine in Berlin. Er lebte bei Freunden, »mal hier, mal da«, und konnte erst mit Unterstützung des Jugendamtes dazu bewogen werden, zur Mutter zu ziehen. Dort kam es zu erheblichen Konflikten, der Junge »macht, was er will«. Die Mutter verhielt sich ihm gegenüber sehr ambivalent. Einerseits entstand beim außenstehenden Beobachter der Gedanke, er sei ihr »Prinz«, andererseits verweigerte sie, als er in eine Jugendwohngruppe aufgenommen wurde, jeden Kontakt und erwies sich als sehr unzuverlässig.

Im Rahmen der einzeltherapeutischen Gespräche äußert der Junge deutlich, dass er Erwachsenen »nichts mehr« glaube und »sein Ding« durchziehen werde. Er ist nur erreichbar, indem ihm »Geschäfte« vorgeschlagen werden: Er bekommt etwas, wenn er etwas dafür gibt. Diese Basis ist nur gegeben, weil er wegen der sexuellen Übergriffe angezeigt ist und sich gezwungen sieht, auf die zukünftigen Richter »einen guten Eindruck zu machen«.

Im Rahmen weiterer Gespräche mit ihm alleine wird deutlich, dass er die sexuellen Übergriffe aus einer ausschließlich sexuellen Motivation heraus begangen hat: Er habe Lust auf Sex gehabt, und die beiden intelligenzgeminderten Jungen seien am einfachsten dazu zu »überreden« gewesen.

Fall VII: Mittelgradige depressive Episode

Justin vergewaltigt in einem stark frequentierten Waldstück nahe einer Großstadt eine 60-jährige Joggerin, die zufällig vorbeiläuft, während er auf einer Bank an der Joggingstrecke sitzt. Er zwingt sie mit Schlägen zu Oral- und Vaginalverkehr und flüchtet erst, als zwei Reiter den Weg entlangkommen. Er flieht durch den Wald zu einem Taxistand (ohne Hose und Schuhe) und wird noch vor seiner Haustüre verhaftet.

Es stellt sich heraus, dass er schon seit längerer Zeit in auffälliger Weise sehr zurückgezogen aus Sozialkontakten zu Gleichaltrigen lebt. Seine Mutter, mit der er als Kleinkind aus Bulgarien übersiedelte, hat schon seit Längerem keinen Kontakt mehr zu ihm. Er verhält sich sehr angepasst, befolgt alle Regeln, besucht die Schule, und auch ein Praktikum im Einzelhandel absolviert er zuverlässig. Hobbys oder Freizeitinteressen kann er keine benennen. In der Untersuchungshaft verlässt er kaum seinen Haftraum, fühlt sich aber nicht unwohl, da er fernsehen kann, so viel er möchte. Ansonsten werden von dort auch keine Auffälligkeiten berichtet. Seine Stimmungslage ist gleichbleibend gedrückt, wenig moduliert, er interessierte sich zuletzt nur noch dafür, seinen Tagesablauf problemlos zu bewältigen. Er spricht kaum mit Erwachsenen. Das Interesse an ihm, das durch die Straftat entstand, und die anschließenden Gespräche, die im Rahmen einer Begutachtung stattfanden, genießt er sichtlich.

Er kann in den Gesprächen schildern, dass er es während des sexuellen Übergriffs auf die ältere Frau genossen hat, völlig andere Gefühle an sich wahrzunehmen. Er fühlte sich handlungsfähig, aktiv und dominant, erlebte sich als stark und durchsetzungsfähig.

2.3 Differenzialdiagnosen

Wie aus dem bisher Dargestellten deutlich geworden sein dürfte, lässt sich sexuell übergriffiges Verhalten, auch wenn es auf der Verhaltensebene identisch erscheint, sehr unterschiedlichen Diagnosen und auch sehr unterschiedlichen Motivlagen zuordnen. Die Unterschiede entstehen zum einen durch die kinder- und jugendpsychiatrisch klassifizierte Störung und zum anderen durch den individuellen emotionalen Nutzen, den die Jungen durch ihre sexuellen Übergriffe erzielen. Die Dimension, die dabei zugrunde gelegt werden kann, reicht von den Polen »ausschließlich sexuell motiviert« (bei pädosexuell motivierten Übergriffen) bis hin zu »ausschließlich nichtsexuell motiviert« (bei Übergriffen, die lediglich dem Zweck dienen, andere Menschen abzuwerten, zu demütigen und zu kränken und den Täter aufzuwerten). Man spricht im letzteren Fall von »regressiv motivierten sexuellen Übergriffen« (Bott 1997, S. 219). Sie sind, wenn man sie diagnostisch einordnen will, der »Bindungsstörung mit Enthemmung« und der »mittelgradigen depressiven Episode« zuzuordnen. Die Differenzialdiagnostik besteht im Bereich der hier beschriebenen Auffälligkeiten also darin, den emotionalen Nutzen zu verstehen, den die Jungen mit ihren sexuellen Übergriffe erzielen. Dieses Verständnis ist in hohem Maße therapierelevant, was auf andere diagnostische Zuordnungen häufig nicht zutrifft.

2.4 Komorbidität

Boonmann et al. (2015) formulieren in Bezug auf sexuell übergriffige Jugendliche, »that comorbidity is the rule rather than the exception« (»Komorbidität ist eher die Regel als die Ausnahme«). Sie stellen dar, dass es sich bei den psychischen Auffälligkeiten mit der höchsten Prävalenzrate bei sexuell übergriffigen Jugendlichen um

- »disruptive behavior disorders« (impulsive Verhaltensstörungen),
- d. h. »conduct disorder« (Verhaltensstörung) und/oder
- »oppositional deviant disorder« (oppsitionelle Verhaltensstörung),
- »attention-deficit disorders« (Aufmerksamkeitsdefizitstörung) und
- »substance use disorders« (Substanzmissbrauch)

handelt.

Diese niederländische Metastudie (21 Studien zu diesem Thema mit insgesamt 2951 sexuell übergriffigen und 18 688 nicht sexuell übergriffigen, aber gewalttätigen Jugendlichen wurden ausgewertet) kommt insgesamt zum Ergebnis, dass 69 % der sexuell übergriffigen Jugendlichen die Kriterien für das Vorliegen mindestens einer psychischen Auffälligkeit zeigten. Von Komorbidität, d. h. vom Vorliegen von zwei psychischen Auffälligkeiten, sprechen die Autoren bei 44 % der sexuell übergriffigen Jugendlichen. Sie unterscheiden zwischen externalisierenden Störungen und internalisierenden Störungen.

»Conduct disorder (Verhaltensstörung) stellt bei den sexuell übergriffigen Jugendlichen mit 51 % die häufigste externalisierende Auffälligkeit, »anxiety disorder« (Angststörung) mit 18 % die häufigste internalisierte Störung dar. 30 % der sexuell übergriffigen Jugendlichen wiesen »substance abuse« (Substanzmissbrauch) auf. Die Autoren stellen mit 42 % ebenfalls eine hohe Prävalenzrate für Paraphilie, d. h. Pädophilie, fest.

Allerdings stellt die Studie fest, dass im Vergleich von sexuell übergriffigen mit nichtsexuell übergriffigen, aber gewalttätigen

Jugendlichen sie bei den sexuell übergriffigen Jugendlichen eher internalisierende Auffälligkeiten und weniger antisoziale Verhaltensprobleme, einschließlich des Substanzmissbrauchs, fanden.

Elsner und König (2010) haben unter sexuell auffälligen Kindern bei 65,9 % »frühkindliche Auffälligkeiten«, bei 55,4 % »Probleme in der Schule«, bei 80,4 % »Probleme in der sexuellen Entwicklung«, bei 65,4 % »dissoziale Auffälligkeiten« und bei 18,8 % Suchtmittelmissbrauch erhoben.

Schurke und Arnold (2009) kommen durch eine Sekundärauswertung der mit EVAS (Evaluationssystem für erzieherische Hilfen), einem fragebogengestützten Verfahren, das Einrichtungen der Jugendhilfe bei der Qualitätssicherung unterstützt (S. 186), auch zu Aussagen über Komorbidität bei Kindern und Jugendlichen mit auffälligem Sexualverhalten. Sie zählen als »die häufigsten Symptome [...], die mindestens bei jedem zweiten Kind oder Jugendlichen festgestellt werden« (S. 199), dissoziales Verhalten, mangelndes, insuffizientes Bindungsverhalten, aggressives Verhalten, soziale Unsicherheit, Aufmerksamkeitsdefizit- und Hyperaktivitätssymptome sowie eine Leistungsschwäche in der Schule auf.

2.5 Epidemiologie

Versucht man, die Bedeutung des Problems »sexuelle Devianz« anhand von Zahlen zu beschreiben, dann können hierzu Statistiken aus dem Bereich der Strafverfolgung herangezogen werden. Aus der polizeilichen Kriminalstatistik (Elz 2003) geht immer wieder hervor, dass Jugendliche eine höhere »Tatverdächtigenbelastungszahl (TVBZ)« in Bezug auf Sexualstraftaten aufweisen als Erwachsene. Diese Zahl sagt aus, wie belastet durch Sexualdelikte einzelne Altersgruppen sind (ebd., S. 22). Diese TVBZ ist in Bezug auf sexuellen Kindesmissbrauch bei Jugendlichen (14–16 Jahre) am höchsten, bei Jugendlichen im Jahre 2002 mit »67,1 gut dreimal so hoch wie bei Erwachsenen, bei denen sie nur 21,9 beträgt« (ebd.). Die TVBZ sinkt dann über das Heranwachsendenalter bis ins Erwachsenenalter zunehmend. Bei sexuellen Gewaltdelikten stellen ältere Jugendliche die am stärksten belastete Altersgruppe (ebd., S. 24). Elz (ebd., S. 24) beschreibt die Jugendlichen zwischen 14 und 21 Jahren in diesem Sinne als »Hochrisikogruppe«.

Zusammenfassend stellt sie fest, dass die TVBZ seit 1987 im Bereich sexuellen Kindesmissbrauchs und sexueller Gewaltdelikte angestiegen ist. Die Zahl bei Erwachsenen »bleibe hingegen seit einigen Jahren vergleichsweise stabil« (ebd., S. 25). Allerdings lässt sich daraus nach Elz (ebd., S. 26) nicht schließen, »dass tatsächlich mehr junge Menschen Sexualdelikte begehen«. Sie erwähnt verschiedene Möglichkeiten, die die höhere TVBZ erklären können: so etwa den geänderten gesellschaftlichen Umgang mit diesen Verhaltensweisen, die jetzt verstärkt zur Anzeige gelangen. Auch dass möglicherweise vermehrt sexuelle Kontakte zwischen einer 13-Jährigen und einem 15-Jährigen angezeigt würden, hält sie für eine mögliche Erklärung der gestiegenen Zahlen. Sie weist zuletzt daraufhin, dass sich diese hohen TVBZ »nicht über die Jahre hinweg von einer niedrigeren zu einer höheren Altersgruppe verschieben« (ebd., S. 25). Ansonsten müssten die TVBZ im Erwachsenenalter wesentlich höher sein.

Die Entwicklung der TVBZ, wie sie beispielhaft in der Polizeistatistik für NRW für 2015 dokumentiert ist, belegt ebenfalls, dass die TVBZ für sexuelle Gewaltdelikte bei den 14- bis 21-Jährigen am höchsten ist (mit einem Spitzenwert von 63 bei den 18- bis 21Jährigen) und danach kontinuierlich absinkt (Landeskriminalamt NRW 2015). Zu einem vergleichbaren Ergebnis kommen Elsner und König (2010).

2.6 Verlauf

Der typische Verlauf sexuell übergriffigen Verhaltens von Jugendlichen bis zur Aufdeckung kann folgendermaßen skizziert werden: Im Rahmen ihrer pubertären Entwicklung, d. h. in einem Alter, in dem Sexualität als Thema und Bedürfnis entdeckt wird, beginnen die Jugendlichen, sexuell stimulierende Inhalte aufzusuchen und in ihrer Wirkung zu erproben. So können beispielsweise aus (verfügbarer) eher zufälliger körperlicher Nähe zu kleineren oder gleichaltrigen Geschwistern Handlungen entstehen, die zunächst noch durch Neugier auf fremde Körper und ihre Wirkung auf die eigene Person motiviert sind. Eine dabei auftretende sexuelle Erregung kann den Wunsch bedingen, dieses Erleben zu steigern und auch andere damit verbundene emotionale Befindlichkeiten zu erleben. Daraus kann sich das Bedürfnis entwickeln, diese Handlungen zu wiederholen und zu differenzieren. Es kommt zu einer ganzen Bandbreite sexueller Handlungen, die erprobt und ausgeführt werden mit dem Ziel, die sexuelle Erregung zu steigern. Die Verhaltensweisen, die dabei notwendig sind, um die Opfer dazu zu veranlassen, diese Handlungen am eigenen Körper zu ertragen oder am Körper der übergriffigen Jugendlichen auszuführen, können per se eine emotionale Qualität erzeugen, die die Jugendlichen als angenehm empfinden: Gefühle der Dominanz, der Stärke und Überlegenheit. Sollte der Einsatz von Gewalt notwendig sein, wird sie auch eingesetzt. Hieraus kann im Falle des »Erfolges« eine noch größere emotionale Befriedigung erwachsen. Die damit u. U. verbundene Steigerung der sexuellen Übergriffe in Form einer größeren Anzahl in kürzeren Abständen mit invasiveren Handlungen und mit Ritualen von Unterwerfung und demütigenden Praktiken kann für viele Opfer die Traumatisierung erheblich steigern.

In Einzelfällen kann die eingesetzte Gewalt selbst als sexuell erregend empfunden werden. Typischerweise wechseln sich solche mit angenehmen Gefühlen verknüpften Übergriffe mit Phasen von Selbstzweifeln, Verachtung der eigenen Person oder Missbilligung der übergriffigen Handlungen ab. Diese durch negative Gefühle besetzten Phasen können dann das Risiko erneuter Übergriffe ebenso steigern wie negative Kontextbedingungen in Form von familiären oder Peergruppenerlebnissen von Unterlegensein, Versagen, Angst vor Kränkung oder von tatsächlichen Kränkungen.

Ein typischer Zugang zu Informationen für die geschilderten anfänglichen Experimente sind Bilder im Internet. Die grenzenlose Verfügbarkeit praktisch jeder Form der Darstellung von Körpern bis hin zur Darstellung von sexuellen Übergriffen in Form von Videos ermöglicht es vielen Jugendlichen, die Wirkung solcher Handlungen auf sich selbst zu testen. Die angenommene Anonymität eines solchen Vorgehens ermutigt dann oft auch, den »Konsum« zu steigern. Zudem sind die emotionalen Konflikte (»schlechtes Gewissen«) hier geringer als bei Handlungen mit »echten Opfern«. Die Jugendlichen reden sich gerne ein, es seien ja nur Bilder, und verleugnen für sich die Realität, in der solche Bilder entstehen. So wird der Schaden, den man Kindern oder anderen Dargestellten zuzufügen glaubt, in den Augen der Jugendlichen minimiert.

Typischerweise gibt es im Verlauf der Ausführung sexuell übergriffiger Handlungen immer einen Konflikt in Bezug auf die eigenen Handlungen. Sie werden als attraktiv, erregend und emotional befriedigend erlebt, weil sie negative Befindlichkeiten kompensieren, gleichzeitig aber auch abgelehnt, da sie nicht zum Bild eines »normalen« Jungen gehören. Die betreffenden Jugendlichen leugnen und bagatellisieren die Gewaltanteile, um die Durchführung der Handlungen vor dem eigenen Gewissen erträglicher zu machen – und um sie weiter fortsetzen zu können.

Deshalb kommt es nach der Aufdeckung der sexuell übergriffigen Handlungen – und dies geschieht so gut wie immer durch die Opfer, die sich an Dritte wenden oder Verhaltensweisen zeigen, die Dritte aufmerksam werden lassen (beispielsweise durch sexualisiertes Verhalten oder die Reinszenierung von Übergriffen) – nahezu immer zu einer emotionalen Erleichterung aufseiten der Täter. Der Konflikt, in dem sie die ganze Zeit über standen, ist aufgelöst. Allerdings gilt dies nur so lange, wie die beteiligten Erwachsenen dann die Kontrolle über die Jugendlichen und somit die Verantwortung für die Verhinderung weiterer Übergriffe übernehmen. Geschieht dies nicht, muss nach einer gewissen Zeit der »Beruhigung« des Systems, herbeigeführt durch die »Beteuerung« der Jugendlichen, keine Übergriffe mehr zu begehen, mit erneuten Übergriffen gerechnet werden.

2.7 Diagnostische Verfahren

Mögliche Verfahren zur Diagnostik der mit den Übergriffen verbundenen Störungen sind zum einen testdiagnostische Verfahren, die dem Bereich der Persönlichkeitstests zugeordnet werden können. Infrage kommen dabei alle Verfahren, die für das Alter von 14 bis 18 Jahren normiert sind und die die relevanten Persönlichkeitsdimensionen erfassen. So sind hier z. B. zu nennen:

- HANES KJ (Buggle u. Baumgärtel 1975) mit den Dimensionen »Neurotizismus« und »Extraversion« stellt Informationen über Einschränkungen oder Auffälligkeiten in der Selbsteinschätzung des Selbstwertes und der emotionalen Stabilität zur Verfügung. Auch die Ausprägung der Wünsche nach Kontakt und die Bereitschaft, entsprechen zu handeln, werden hier erfasst.
- Der FPI R (Fahrenberg, Hampel u. Selg 2010) ermöglicht auf insgesamt zwölf Skalen die Einschätzung wichtiger Persönlichkeitsdimensionen, das sind beispielsweise Aggressivität, emotionale Labilität, Somatisierungstendenzen (Konfliktfähigkeit), Lebenszufriedenheit.
- Der Fragebogen zu Kompetenz- und Kontrollüberzeugungen (FKK; Krampen 1991) erlaubt zudem die Beschreibung von Attributionsstilen: Die Einschätzung der eigenen Fähigkeit, wichtige Aspekte des eigenen Lebens beeinflussen (kontrollieren) zu können, die Sicherheit der eigenen Handlungsplanung, die Beurteilung der Abhängigkeit von mächtigen anderen oder dem zufälligen Schicksal liefern wichtige Informationen zur Selbsteinschätzung von Jugendlichen.
- Der FEEL KJ (Grob u. Smolenski (2009) schließlich kann den Umgang von Jugendlichen mit Gefühlen in belastenden Situationen und Konfliktsituationen einschätzen helfen. Zudem liefert er Informationen zu den Bewältigungsstrategien der Jugendlichen.

Verfahren zur Intelligenzeinschätzung sind bei Verdacht auf intellektuelle Einschränkungen oder zur Ergänzung der Diagnostik schulischer

Unter- oder Überforderung einzusetzen. Überforderungssituationen durch eine nicht angemessene schulische oder sonstige lebensweltliche Betreuung können eine Quelle von frustrierenden, den Selbstwert einschränkenden und abwertenden Erfahrungen sein, die möglicherweise ihre Kompensation in sexuellen Übergriffen finden.

Ein umfassenderer Bereich der Diagnostik betrifft die Verfahren zur Einschätzung des Risikos weiterer sexueller Übergriffe (»Erasor« nach Worling et al. 2012 und Schmelzle 2003 sowie J-SOAP-II nach Prentky a. Righthand 2003), zur Einschätzung des Betreuungsaufwandes (»AIM« nach Print et al. 2008, 2009; Moschner 2009) sowie der sexuellen Interessen, verschiedener Übergriffstypen, sexueller Erfahrungen – auch durch Übergriffe – und der kognitiven Verarbeitung der Übergriffe (MSI J – »Multiphasic Sex Inventory« – nach Gruber, Waschlewski u. Deegener 2003).

Der »Erasor« (»Estimate of Risk of Adolescent Sexual Offense Recidivism«) wurde 2003 ins Deutsche übersetzt. Er verlangt auf 25 Skalen (mit 24 Items) eine Einschätzung durch einen Fachmann bezüglich der Kriterien: I sexuelle Interessen, Einstellungen und Verhalten (insgesamt 4 Items); II Vorgeschichte sexueller Übergriffe (insgesamt 8 Items); III psychosoziale Faktoren (insgesamt 6 Items); IV Funktionsniveau von Familie und näherer Umgebung (insgesamt 4 Items) und V Behandlung (insgesamt 2 Items). Eine Einschätzung des Gesamtrisikos für erneute sexuelle Übergriffe erfolgt auf drei Stufen, nämlich »niedrig«, »mäßig« und »hoch«.

Das J-SOAP-II (»Juvenile Offender Sex Protocol II«) ist eine noch experimentelle Skala. Es werden in der englischsprachigen Version Risikofaktoren erfasst, die mit Sexualdelikten assoziiert sind (vgl. Quenzer u. Dahle 2010). Es ist anwendbar auf männliche Täter im Alter zwischen 12 und 18 Jahren. Die insgesamt 28 ungewichteten Items lassen sich vier Risikobereichen zuordnen; das sind: sexueller Drang, impulsiv-antisoziales Verhalten, Intervention und psychosoziale Anpassung. Die Autoren führen aus (S. 20):

> »Wie weiter vorne angemerkt, ist der Zweck des J-SOAP-II, Risikoerfassung und Risikomanagement zu erleichtern. J-SOAP-II kann so einen sinnvollen

Beitrag zur Behandlungsplanung und Entscheidungsfindung bezüglich Risikoeinschätzungen liefern.«

Aus der Höhe der Werte auf den entsprechenden Skalen werden Empfehlungen abgeleitet, die sich z. B. auf die Notwendigkeit einer spezialisierten Behandlung, einer spezialisierten Unterbringung, psychoedukativer Maßnahmen aus dem Bereich Sexualpädagogik oder auf strafrechtliche Konsequenzen beziehen.

Der AIM 2 (deutsche Version von Moschner 2009) erfasst in Form von Einschätzungen und zusammenfassender Datenerhebung ähnliche Dimensionen wie die vorher genannten Instrumente und zusätzlich auch die Ressourcen der Jugendlichen und ihres Bezugssystems. Es wird unterschieden in dynamische und statische Faktoren (ähnlich wie beim J-SOAP-II). Wichtig ist, dass im Rahmen der Bewertung auch eine Rubrik »noch einzuholende Information« vorhanden ist, die zum Ziel hat, durch zusätzliche Informationen die Reliabilität der Datenerhebung zu verbessern. Das Modell des AIM 2 bewertet im Ergebnis den Steuerungs- und Therapiebedarf eines jungen Mannes.

Alle die bisher vorgestellten Verfahren beruhen auf Datensammlung und Einschätzungen durch die mit den Jugendlichen befassten Betreuer oder Therapeuten. Dabei besteht häufig das Problem, dass aufgrund der hohen Bedeutung einer Risikoeinschätzung durch direkt am Betreuungs- und Therapieprozess Beteiligte und der hohen Verantwortung — deutlicher formuliert: aufgrund der Angst vor erneuten sexuellen Übergriffen und der mit ihnen verbundenen Konsequenzen für die Personen oder die Einrichtung - es tendenziell zu negativen Einschätzungen kommt, die dann zu Urteilen führen, die ein erneutes oder noch bestehendes hohes Risiko für sexuelle Übergriffe feststellen. Dies kann für Jugendliche sehr einschneidende Auswirkungen haben: Ein hohes Risiko für erneute sexuelle Übergriffe - dokumentiert beispielsweise in den Akten des Jugendamtes - ermöglicht keinerlei Weiterentwicklung außerhalb spezialisierter Einrichtungen. Dies wird von den Jugendlichen oft als einschneidend und einengend erlebt und mit entsprechender Lustlosigkeit und fehlender Motivation zur Mitarbeit beantwortet. Die sich daraus ergebende Sackgasse für den Lebenslauf von Jugendlichen ist dem Verfasser gut bekannt, da er selbst mehrere Jugendliche mit solchen Einschätzungsergebnissen vorgestellt bekam mit der Bitte, sie zu überprüfen. In fast allen Fällen ließen sich die vorgenommenen Einschätzungen revidieren, und den Jugendlichen wurden neue Entwicklungsmöglichkeiten eröffnet. Im Übrigen konnten bei keinem dieser Jugendlichen in den folgenden zwei bis drei Jahren erneute sexuelle Übergriffe festgestellt werden.

Um die Reliabilität der Einschätzung zu erhöhen, gilt die Aussage der Autoren des J-SOAP-II, Quenzer und Dahle: »Die Bedeutung von angemessener Unterweisung in Praxisfälle kann nicht genug betont werden. « Sie halten Einarbeitung und Unterweisung in die Verfahren für unerlässlich. Dies gilt meines Erachtens auch für den ERASOR und das AIM-Modell.

Aus einer Schulung zum AIM-Modell kann folgende Einschätzung berichtet werden: Bei Jugendlichen mit gering ausgeprägten Ressourcen fielen die Einschätzungen mit ERASOR und mit AIM weitgehend deckungsgleich aus. Erkennbare Ressourcen führten jedoch bei AIM zu Abweichungen zugunsten eines geringeren Rückfallrisikos und eines geringeren Betreuungsaufwandes (Moschner 2009).

MSI J ist ein Verfahren, das Fragebogen beinhaltet, die von den Jugendlichen beantwortet werden müssen. Er besteht aus den Validitätsskalen »Rechtfertigungstendenzen«, »zwanghaftes Sexualverhalten«, »Behandlungseinstellung« und »Selbsttäuschung«, aus Skalen zur sexuellen Devianz mit den Bereichen »Kindesmissbrauch«, »Vergewaltigung« und »Exhibitionismus», aus Skalen zu den Paraphilien und aus Zusatzskalen zur sexuellen Biografie, sexuellen Dysfunktionen, Vertrauen in die eigene Beziehungsfähigkeit sowie Wissen und Überzeugungen im Zusammenhang mit Sexualität. Problematisch an diesem Verfahren ist, dass es recht umfangreich ist und dass alle 300 Items beantwortet werden müssen. Ein Vorteil besteht darin, dass es sich nicht um ein Einschätzungsverfahren handelt, sondern dass die Auswertung aufgrund der Angaben der Jugendlichen erfolgt. Aber: Es liegen keine Normen vor, die einen Vergleich mit einer nichtsexuell devianten Gruppe Jugendlicher erlauben würden. Dies war aufgrund der Inhalte der Items nicht möglich, da sie keinem nicht als sexuell deviant erkannten Jugendlichen zugemutet werden sollten. Vergleichende Aussagen beziehen sich also immer nur auf die Gruppe sexuell devianter Jugendlicher. Besonders interessant für die therapeutische Zusammenarbeit ist die qualitative Auswertung der Zusatzskalen, da sich hier oft erste wichtige Hinweise auf selbst erlebte sexuelle Traumatisierungen finden.

3 Erklärungsmodelle

3.1 Psychodynamische Erklärungs- und Therapieansätze

Ideen zu einer psychodynamischen orientierten Erklärung sexuell übergriffigen Verhaltens finden sich etwa bei Böllinger 1995 (zitiert nach Wolf-Dietz 2007, S. 177). Es werden hinter der sexuellen Deviation stehende psychische Konflikte unterstellt, die in der Therapie zu bearbeiten sind, damit sie vom Patienten nicht mehr in sexualisierter Form ausagiert werden. Ermöglicht wird dies durch

> »einen mehrdimensionalen Prozess von Übertragung und Gegenübertragung, von Einsicht und Probehandeln sowie Affekterleben« (Wolf-Dietz 2007, S. 200).

Hanstein (1997, S. 255) formuliert eine Reihe von Therapiezielen auf der Grundlage eines psychoanalytischen Therapieverständnisses:

- die (Wieder-)Herstellung des Realitätsbezugs und Aufgabe der Abwehr durch Verleugnung und Spaltung
- die Wahrnehmung, Benennung und Steuerung der Gefühle wie Wut und Lust und der Impulse und Bedürfnisse (Selbstreflexionsfähigkeit), insbesondere das Zulassen von Ohnmacht, Bedürftigkeit, Abhängigkeit, Enttäuschung
- die Fähigkeit, Grenzen zwischen sich und anderen Personen zu wahren und ihre Bedürfnisse und Gefühle anzuerkennen (Empathiefähigkeit)
- die Übernahme von Verantwortung für das eigene Leben, Handeln und die Folgen des Handelns für sich und andere
- die Erlangung von Veränderungsmotivation (Frustrationstoleranz)
- die Fähigkeit, unterschiedliche Gefühlsqualitäten in Bezug auf dieselbe Person, Sache oder Situation nebeneinander bestehen lassen zu können (Ambiguitätstoleranz)
- die Erlangung reiferer Abwehrmechanismen und eines reiferen Über-Ich, eines realistischeren, stabileren Selbstbildes und realistischer Ich-Ideale.

Derselbe Autor (Hanstein 1997, S. 230) formuliert, dass Sexualstraftäter meist eine »frühe oder narzisstische Störung« haben. Ihre

> »Entwicklungsbedingungen waren stets eher durch willkürliche Schwankungen in der emotionalen Ladung gekennzeichnet. Kontinuität und Wahrnehmung und Einhaltung von Grenzen ist ihnen besonders schwierig.«

Günter (2001) schildert die »komplexe innere Dynamik« jugendlicher Sexualstraftäter als Abwehrversuche gegen komplexe Ich- und Triebängste. Er hält allerdings auch fest, dass die betroffene Gruppe nicht homogen sei und dass es »den Vergewaltiger«, »den Exhibitionisten« oder »den Pädophilen« nicht gebe (S. 42) Er plädiert dafür, jeden Einzelfall jenseits der Diagnose vor dem Hintergrund der individuellen Biografie, der individuellen Lebenssituation und situativer Tatmomente zu betrachten (ebd.).

> »Die Bewältigung von chronischen Unterlegenheitsgefühlen, Minderwertigkeitsproblemen, Demütigungserlebnissen, aber auch von über Jahre hin aufgestauter Wut, von Rachegefühlen und unterdrückten aggressiven Größenfantasien findet häufig in Form eines sexuell devianten Verhaltens statt« (ebd., S. 45).

Er leitet daraus ab, dass es keine »Sexualtherapie« im engeren Sinne geben kann (S. 41) und formuliert, dass

> »rigide Therapieprogramme, vor allem jene, welche ausschließlich auf das sexuell deviante Symptom zielen, als weitgehend ineffektiv angesehen werden« (ebd.).

Er vertritt zudem die Ansicht, dass die betreffende Zielgruppe neben psychotherapeutischer Arbeit im engeren Sinne auch eine Stabilisierung in ihrem Lebensumfeld benötigt. So denkt er an intensive Sozialarbeit, sozialpsychiatrische Interventionen oder sogar an stationäre Unterbringungen in Wohngruppen (S. 44). Da Jugendlichen häufig unter einer »mangelnden Identifikation mit einem väterlichen Objekt« loiden, »das nicht als stabile innere Repräsentanz verankert werden konnte« (S. 46), benötigten viele dieser Jungen im Rahmen der pädagogischen Arbeit eine »stabile väterliche Identifikationsfigur«. Sie soll Grenzen festlegen, gleichzeitig aber auch als wohlwollende, unterstützende Instanz wahrnehmbar sein (S. 44).

3.2 Verhaltenstherapeutische Erklärungs- und Therapieansätze

Wolf-Dietz (2007, S. 180) formuliert:

> »Verhaltenstherapeutische Verfahren gehen davon aus, dass sexuell deviantes Verhalten durch frühe Lernerfahrungen entsteht und durch das Erlernen neuer Verhaltensmuster verändert werden kann.«

Es wird angenommen, dass »früher sexueller Missbrauch oder Experimentieren« Gelegenheiten bietet, dass solche Konditionierungen entstehen. Die Orgasmus-Konditionierungs-Hypothese formuliert, dass masturbatorische Fantasien mit Orgasmus gekoppelt werden und dies zur Festigung devianten Verhaltens führt (ebd., S. 181). Eine ganze Reihe älterer Fallstudien zu diesem Thema ergab allerdings keine Unterstützung für diese Hypothese.

Finkelhor und Browne (1995) entwickelten mit dem Konzept der »traumatischen Sexualisierung« die Idee, dass positive und negative Verstärkung sexualisierten Verhaltens auf der Opferseite letztendlich zu der beschriebenen Sexualisierung führen soll (zit. nach Mosser 2012). Eine gewisse Rolle spiele auch das Modell Banduras zum reziproken Lernen (ebd., S. 47). Es wurde durch Bovard-Johns et al. (2015) auf sexuell aggressive Kinder übertragen. Die Autoren gehen davon aus, dass sich ein Kind mit größerer Wahrscheinlichkeit sexuell aggressiv verhalten wird, wenn es in hohem Maße sexuelle Aggression erlebt hat und sie als normal oder sogar belohnend wahrnimmt (Burton 2000, zit. nach Mosser 2012, S. 47). Allerdings kommt Mosser selbst (ebd., S. 48) abschließend zu folgender Einschätzung:

> »Gerade aufgrund der zahlreichen Befunde, die dafür sprechen, dass sexuelles Ausagieren durchaus nicht nur als Folge einer sexuellen Viktimisierung verstanden werden kann, scheinen lerntheoretische Erklärungen nicht auszureichen, um ein umfassendes Verständnis solcher Verhaltensmanifestationen entwickeln zu können.«

Konkrete Methoden mit lerntheoretischem Hintergrund werden bei Nowara und Leygraf (2000) ausführlich dargestellt. So wird das »Fading« als eine Methode beschrieben, bei der konditionierte Reaktionen auf bestimmte Stimuli durch ihre häufige Darbietung auf bisher neutrale Stimuli übertragen werden. Unter sexueller Erregung, die durch deviante Stimuli ausgelöst wurden, werden »normale« sexuelle Stimuli angeboten. Sie sollen allmählich Verstärkerwert erhalten und dann ebenfalls sexuelle Erregung auslösen. Die devianten Stimuli werden dann langsam ausgeblendet. Ebenfalls wird das Prinzip der »Sättigung« (ebd., zit. nach Wolf-Dietz 2007, S. 184) verwendet:

> »Mithilfe von Selbstbefriedigung soll hier die Kopplung von devianten sexuellen Gedanken und sexueller Erregung erschöpft werden.«

Die Klienten sollen dabei eine Stunde lang onanieren und sich zunächst mit »normalen Fantasien« bis zum Orgasmus erregen. Anschließend sollen sie sich die aufregendste abweichende Fantasie vorstellen und das Ganze eine Stunde lang fortsetzen. Wolf-Dietz (ebd.) bezweifelt allerdings zu Recht die Durchführbarkeit und Funktionalität dieser Technik.

Des Weiteren wird die Methode der Geruchskonditionierung mit Ammoniakkapseln beschrieben. Dabei sollen sich die Klienten an den Tatablauf erinnern und bei jedem Entscheidungsschritt an Ammoniak riechen. Zur Steigerung der Effektivität sollen sie dann ständig Ammoniakkapseln bei sich führen (ebd.). Solche aversiven Methoden, u. a. beschrieben bei Nowara und Leygraf (2000), sowie Methoden der operanten Konditionierung (vgl. Wolf-Dietz 2007, S. 181) werden als wenig erfolgreich eingeschätzt. Andere Untersuchungen ergaben ebenfalls ein unbefriedigendes Bild der Wirksamkeit von Aversionstherapien (Hall 1995, zit. nach Wolf-Dietz 2007, S. 186).

Aktuell werden verhaltenstherapeutische Programme häufig mit Methoden kognitiver Ansätze verbunden. Sie finden sich dann vor allem in den im Anschluss zu schildernden kognitiv-behavioralen Ansätzen wieder. So setzt man die Methode der »verdeckten Sensibilisierung« ein, um die Verhaltenskette, die zum übergriffigen Verhalten führt, zunächst durch eine Verhaltensanalyse zu erfassen. Dies bedeutet zunächst die Aufgabe von Verharmlosung und Leugnung. Die Betroffenen sollen sich dann die negativen Konsequenzen der einzelnen Schritte vergegenwärtigen und positive Konsequenzen erarbeiten, die eine Aufgabe oder ein Abbruch der Verhaltenskette nach sich ziehen würde. Dabei gilt: Je früher eine solche Verhaltenskette unterbrochen wird, desto leichter ist das Problemverhalten zu unterbinden.

In Anlehnung an dieses Vorgehen hat sich die »Erarbeitung des Deliktszenariums« als Methode etabliert. Dabei werden ebenfalls die Schritte bis zum Übergriff genau als Entscheidungsprozesse der Jugendlichen erarbeitet und bewusst gemacht. Dadurch kann der Bagatellisierung entgegengewirkt und Verantwortung für das eigene Verhalten übernommen werden. Dieses Verfahren stellt so eine »kognitive Erweiterung« der vorher geschilderten und so kaum praktizierten Ansätze dar. Es hat sich als fester Bestandteil der kognitiv-behavioralen Ansätze in der Praxis etabliert.

3.3 Andere Erklärungs- und Therapieansätze

Den weitaus größten Anteil von Ansätzen, die sich mit therapeutischer Arbeit mit sexuell übergriffigen Jungen beschäftigen, stellen die bereits eben erwähnten soggenannten kognitiv-behavioralen Ansätze dar. Sie sind nicht stringent verhaltenstherapeutisch orientiert, bedienen sich jedoch einiger wichtiger verhaltenstherapeutischer Anteile und verwenden - wenn die Familien der Jugendlichen mit einbezogen werden - auch familientherapeutische Methoden und Ansätze.

Es wird kein Erklärungsmodell formuliert, das das Zustandekommen der sexuellen Devianz beschreiben würde. Vielmehr werden für alle Klienten gültige Ziele vorgegeben, die in Einzel- oder Gruppenarbeit oft in einer vorgegebenen Reihenfolge bearbeitet werden.

Dieses Vorgehen wird sowohl in der ambulanten Arbeit als auch in Gruppenangeboten im Rahmen stationärer Betreuung der Jugendlichen praktiziert. Es handelt sich dabei meist um offene Gruppen, d. h., es können im Prozess der Gruppenarbeit neue Gruppenmitglieder hinzukommen.

Das Gemeinsame dieser in den Details unterschiedlichen Therapiekonzepte stellt die Orientierung an einem strukturierten, oft modulhaft aufgebauten Ablauf dar. Erstmalig wurde ein solches Vorgehen in dem Manual *Dauerhafte Veränderung – J* (Hendricks u. Bullens 1998) umfassend beschrieben.

In diesen Modulen werden meist folgende Themen behandelt (vergl. Priebe 2008):

- klares Benennen oder Offenlegen der sexuellen Übergriffe vor der Gruppe (dies wird meist als ein erster Schritt dafür gesehen, Verantwortung für die Übergriffe zu übernehmen)
- Aufdecken der Folgen für den Täter
- Erarbeiten der »Missbrauchskette«
- Opferempathie
- Auseinandersetzung mit Geschlechterrollen und Sexualität, Aufklärung und Verzerrung
- Erarbeiten von Verhaltensalternativen zum Missbrauch
- Verantwortungsübernahme.

Mielke (2010, S. 19) sieht die Vorteile eines solchen strukturierten Vorgehens darin, dass die Transparenz, die Struktur und die Orientierung, die solche Vorgehensweisen bieten, für den Jugendlichen hilfreich seien:

> »Die eigene Verantwortung für sein Vorankommen zu übernehmen fällt dem Jugendlichen leichter, wenn er möglichst genau weiß, was von ihm in der Therapie erwartet wird.«

Er stellt ein Behandlungskonzept vor, das zusätzlich zur deliktorientierten Gruppentherapie einen großen Anteil persönlichkeitsorientierter Arbeit vorsieht. Auch dieser besteht aus Bausteinen:

- Erstellen eines Gefühlssterns
- Erarbeitung deliktbezogener Bedürfnisse
- Erstellen eines Soziogramms
- Erarbeiten beziehungsbezogener Bedürfnisse
- Training der Selbstwahrnehmung
- Wahrnehmung und Respektierung von Grenzen
- Übernahme der Verantwortung
- Rollenspiel »Herstellen von Kontakten«
- Übungen zur legalen Sexualität.

Diese Module werden zur Überprüfung der Veränderungen ergänzt.

Dabei geht es um:

- Unterscheidung von Opfer- und Täterbestandteilen
- Rückfallprävention
- Empathie für die Opfer
- Metaebene zum Tatverhalten
- Übernahme von Verantwortung für die Tat.

In diesem Schritt werden vorher erarbeitete Themen, wie z. B. ein Verständnis des Sinns der sexuellen Übergriffe, in Bezug zur Realität gesetzt, und der betreffende Junge muss dann z. B. im Bereich Rückfallprävention zeigen, dass er in realen Situationen andere Verhaltensweisen einsetzen kann, um diesen Sinn anders zu erfüllen. Verantwortung übernehmen bedeutet, das eigene Verhalten als durch Entscheidungen gekennzeichnet zu begreifen und diese Entscheidungen so zu treffen, dass keine sexuellen Übergriffe mehr begangen werden; u. v. a. m.

Dieses Vorgehen entspricht im Wesentlichen dem Vorgehen der Beratungsstelle im Packhaus in Kiel (David, Wegner, Mielke u. Grein 2005), wobei dort mit »offenen Gruppen« gearbeitet wird. Das bedeutet, dass dann, wenn ein Platz in der Gruppe frei wird, ein neues Mitglied dazukommen kann. Die neuen Mitglieder lernen so von den Erfahreneren:

> »Unterschiedliche Lernfortschritte und Bedürfnisse sind problemlos zu berücksichtigen. Die Leiter müssen notwendigerweise die einzelnen Zielvereinbarungen und den individuellen Stand präsent haben« (ebd., S. 79).

Die Autoren verstehen ihren Ansatz als »systemisch-kognitiv-verhaltensorientierten Ansatz«. Sie setzen sich kritisch mit der Gleichsetzung »Therapie = Durchführung von Manualen« auseinander:

»[...] kann man hierzulande den Eindruck gewinnen, man hoffe, fundierte Ausbildungen durch genaue Handlungsanweisungen kompensieren zu können« (ebd.).

Sie erwähnen auch, dass sich in Holland

> »viele Kollegen und Kolleginnen, die eine Einweisung in das Programm ›Dauerhafte Veränderung‹ (Eldridge u. Bullens 1997) erhielten, später auf eigene Kosten und Initiative therapeutisch weitergebildet haben« (ebd.).

Sie stellen deshalb »manualisierte Trainingsprogramme einer individuell abgestimmten Therapie in der Gruppe« gegenüber (ebd., S. 78). Das bedeutet letztendlich, dass bei den ursprünglich ausschließlich mit Manualen arbeitenden Kollegen durch Erfahrungen in der praktischen Arbeit mit diesen Manualen das Bedürfnis entstand, durch das Erlernen psychotherapeutischer Verfahren einen anderen und grundlegenderen Zugang zu den Klienten zu bekommen. Die Einschränkung durch Manuale auf dort vorgegebene Vorgehensweisen und Themen wurde als nicht förderlich für die Arbeit mit den sexuell übergriffigen Männern und Jungen gesehen. Nach unserer Erfahrung in Viersen ist dies absolut zutreffend: Mit sexuell übergriffigen Jungen zu arbeiten bedeutet psychotherapeutisches Arbeiten und kann nicht auf die Durchführung von Manualen eingeengt werden. Ansonsten wird man der ganzen Person der Klienten nicht gerecht. Die Autoren verlangen einen juristischen Rahmen für die therapeutische Arbeit, der konfrontatives Vorgehen ermöglicht und dadurch helfen soll, Bagatellisierung und Verleugnung deutlich zu reduzieren (ebd., S. 26). Dieser »juristische Rahmen« wurde von Bullens (1993) zeitgleich mit dem Vorgehen in der LVR-Klinik in Viersen entwickelt und bedeutet, dass man alle Möglichkeiten des Jugendstrafrechts ausnutzt, um die anfangs nicht motivierten Klienten zu einer Zusammenarbeit (zu Beginn meist nur zur Anwesenheit im Rahmen solcher Angebote) zu bewegen. (Weitere Ausführungen siehe Abschn. 4.1.1.)

Trotzdem bleibt aber auch dieses kognitiv-behaviorale Vorgehen – zwar abgestimmt auf den Einzelfall – dabei, für die Klienten Ziele zu definieren sowohl für den Bereich der deliktorientierten Arbeit als auch für den Bereich der persönlichkeitsorientierten Arbeit. Bei diesen Zielen handelt es sich – außer um die Schilderung des Deliktes und die Auseinandersetzung mit dem Deliktszenario – im Einzelnen u. a. um:

- Übernahme von Verantwortung für das eigene delinquente Verhalten
- Förderung der Introspektion über psychische Dynamiken, die zur Verstärkung delinquenter Motive führen

- Gegenkonditionieren von illegalen sexuellen Fantasien
- Ablegen von Verleugnungsstrategien wie Bagatellisierung und kognitiver Verzerrung
- Entwicklung von adäquaten Konfliktbewältigungsstrategien, die spezifische delinquente Bewältigungsstrategien ablösen
- Einnahme einer Haltung von Opferempathie

Aus dem Zielkatalog für die persönlichkeitsorientierte Arbeit kann u. a. Folgendes entnommen werden:

- Entwicklung und Verbesserung sozialer und kommunikativer Fähigkeiten
- Entwicklung und Verbesserung von Fremdwahrnehmung und Selbstwahrnehmung
- Wahrnehmung eigener und fremder Bedürfnisse.

Zur Zielerreichung werden Methoden der Gestalttherapie, des Psychodramas, der systemischen Therapie sowie der transaktionalen Analyse eingesetzt (David, Wegner, Mielke u. Grein 2005, S. 27).

Aus der Erfahrung des Autors kann abgeleitet werden, dass diese kognitiv-behavioral orientierten Behandlungsprogramme seit etwa 2015 zunehmend auf Unzufriedenheit bei einigen Durchführenden gestoßen sind. Sie erlebten, dass die Zielvorgabe durch die Behandler und der starre Ablauf einer Folge von Modulen nicht den Entwicklungsbedürfnissen der betroffenen Jugendlichen entsprechen. Zudem stehen sie mit den Zielvorgaben seitens des Therapeuten in deutlichem Widerspruch zumindest zu einem systemtherapeutischen Vorgehen, bei dem die Ziele gemeinsam mit den Klienten im Therapieprozess entwickelt werden. (Zur Evaluation dieser Programme siehe Kap. 6.)

Grundsätzlich finden sich diese als übergeordnete Ziele zu beschreibenden Formulierungen in allen Therapieprogrammen wieder und sind als übergeordnete Ziele bzw. als Idealvorstellungen einer Therapie sinnvoll. Auch aus einem systemischen Vorgehen ließen sich diese Ziele ableiten. Allerdings werden sie dann im Einzelfall mit jedem Jungen in seiner Geschwindigkeit und in der mit ihm erarbeiteten Reihenfolge angestrebt. So werden in der später geschilderten Gruppentherapie die oben beschriebenen Ziele letztendlich für jeden

Jungen behandelt. Allerdings nicht in Form von vorgegebenen Gruppenstunden, sondern sie werden mit der Gruppe für den Einzelnen erarbeitet. Der Verlauf dieser Therapiestunden ist dann nicht modular, sondern an die Zusammenarbeit mit dem einzelnen Jungen gekoppelt. Einige dieser Ziele rücken so eher weniger in den Fokus, andere werden sehr intensiv bearbeitet.

3.4 Systemische Erklärungs- und Therapieansätze

Die Definitionsmerkmale »Kontextorientierung«, »Ressourcenorientierung«, »Kundenorientierung« und »Lösungsorientierung«, die Betonung eines vorsichtigen und entwicklungsorientierten Umgangs mit Diagnosen und die Notwendigkeit einer »individuellen Indikationsstellung« sind das Fundament einer systemischen Denk- und Handlungsweise im Umgang mit sexuell devianten Jugendlichen.

»Kontextorientierung« bedeutet aus einer übergeordneten Perspektive und bezogen auf sexuell deviante Jugendliche, dass das Verhalten vor dem Hintergrund bestimmter Kontextvariablen, hier Entwicklungsbedingungen und Entwicklungserfahrungen, als nützlich und sinnvoll betrachtet wird. Zudem wird hier berücksichtigt, dass es notwendig sein kann, juristische Rahmenbedingungen herzustellen, die eine Zusammenarbeit mit dem Jugendlichen erst möglich machen (vgl. Abschn. 4.1.1.)

»Ressourcenorientierung« bedeutet, auch in Bezug auf teilweise emotional sehr negativ beeindruckende Erfahrungen im Umgang mit den sexuellen Übergriffen der Jungen an ihren Stärken anzusetzen und sie zu entwickeln bzw. weiterzuentwickeln. Es wird vorausgesetzt, dass jeder Jugendliche über Stärken verfügt. Das Potenzial eines Jugendlichen zu entdecken ist eine wichtige Grundidee systemischer Therapie (Grawe u. Grawe-Gerber 1999).

»Kundenorientierung« bedeutet, dass, ausgehend von dem gesellschaftlichen Auftrag an die Therapie sexuell devianter Jungen, nämlich zukünftige sexuelle Übergriffe zu verhindern, in einem Prozess der Etablierung eines Arbeitsbündnisses und der Entwicklung von Anliegen und Zielen, die in der therapeutischen Zusammenarbeit erreicht werden sollen, die sexuell übergriffigen Jungen (zusammen mit ihren Familien) wesentlich ihre individuellen Ziele definieren. Das wiederum bedeutet, dass jeder Jugendliche, ausgehend vom Verständnis des Nutzens seiner sexuellen Übergriffe für sich selbst und seine Geschichte, Anspruch darauf hat, eigene, für ihn passende Ziele, u. U. in Zusammenarbeit mit der Familie, zu entwickeln. Es existieren lediglich Grobziele, die jeder Jugendliche wird erreichen müssen, wenn ein therapeutischer Prozess erfolgreich verlaufen soll. Sie sind im übergeordneten »gesellschaftlichen« Auftrag, dass weitere sexuelle Übergriffe verhindert werden sollen, zusammengefasst.

Der konkrete Ablauf systemtherapeutischer Arbeit mit sexuell devianten Jungen beinhaltet, dass sie zu Beginn der Zusammenarbeit offenlegen müssen, welche Übergriffe sie begangen haben. Der Anlass für die therapeutische Zusammenarbeit muss in klaren Worten beschrieben werden. Dies soll möglichst vollständig erfolgen, spätere Ergänzungen durch oft stark tabuisierte Inhalte sind allerdings nicht selten. Zudem wird mit jedem Jugendlichen der emotionale Nutzen der Übergriffe zu erarbeiten sein. Dies kann jedoch zu sehr unterschiedlichen Zeitpunkten im Therapieprozess geschehen. Wann dies ist, hängt im Wesentlichen davon ab, wann der Jugendliche dazu bereit ist, sich der damit verbundenen Emotionalität zu stellen.

»Lösungsorientierung« bedeutet, von Beginn an den Blick nach vorne zu richten und mit den Jugendlichen und ihrem Bezugssystem alternative Verhaltensweisen zu entwickeln, die sexuelle Übergriffe überflüssig machen oder verhindern und die eine Lebensgestaltung ins Visier nehmen, die zukünftig ein Leben ohne sexuelle Übergriffe erlaubt.

Ein vorsichtiger und entwicklungsorientierter Zugang zu Diagnosen ist ebenfalls fundamentaler Bestandteil des systemischen Ansatzes. Mit dem Bewusstsein, dass Diagnosen stets mehrere Funktionen im Prozess einer therapeutischen Behandlung besitzen (z. B. administrative Funktionen, statistische Funktionen, Funktion der Kostensicherung) und dass sich Jugendliche in einer sehr dynamischen Lebensphase befinden, sollen Diagnosen »vorsichtig« angewandt werden. So ist die Diagnose »Pädophilie« in Bezug auf Jugendliche stets mit großer Zurückhaltung zu handhaben: Tatsächliche Fixierungen auf Kindertypen sind im Alter zwischen 14 und 18 und auch darüber hinaus selten; umso häufiger sind Entwicklungen in Richtung sexueller Interessen an Gleichaltrigen möglich. Auch homo- oder bisexuelle Interessen sind häufig eher als pubertäres Suchverhalten denn als bereits eindeutige Festlegung in Bezug auf die sexuelle Orientierung zu verstehen.

Aus dem bisher Gesagten ergibt sich die Notwendigkeit, mit jedem Jugendlichen »seine Geschichte« der Entwicklung sexueller Übergriffe, des damit verbundenen emotionalen Nutzens und der sich daraus für ihn im Rahmen des therapeutischen Arbeitsbündnisses ergebenden individuellen Ziele zu erarbeiten.

Miner et al. (2006) formulieren international erarbeitete Standards für die Behandlung sexuell auffälliger Jugendlicher. Sie geben Definitionen von professionellen Mindestanforderungen bei der Arbeit mit sexuell übergriffigen Jugendlichen und postulieren u. a.:

- Jugendliche können am besten im Kontext ihrer Familien und ihrer sozialen Bezüge verstanden werden.
- Diagnostik und Behandlung müssen auf einer Entwicklungsperspektive fußen und sensibel für Veränderungen durch Entwicklung sein.
- Es wird eine Fokussierung auf die Stärken der Jugendlichen verlangt. Die Entwicklung sexueller Interessen und der sexuellen Orientierung soll als dynamisch angesehen werden, dies impliziere Veränderungen im Verlauf der Adoleszenz. Es wird darauf verwiesen, dass gerade in dieser Lebensphase die sexuelle Orientierung von Jugendlichen entsteht.
- Die Unterschiedlichkeit der sexuell übergriffigen Jugendlichen wird betont. Daraus ergibt sich nach Ansicht der Autoren, dass nicht alle nach dem gleichen Schema behandelt werden können.
- Die Behandlung solle breit und umfassend angelegt sein. Die Autoren kritisieren in diesem Zusammenhang, dass viele Behand-

lungsprogramme auf einschränkenden Prinzipien wie beispielsweise Rückfallvorbeugung und Missbrauchskreislauf basieren würden (das bedeutet, dass die Erarbeitung eines Deliktszenariums als Ablauf von Entscheidungsprozessen und damit verbundenen Gefühlen kreisförmig erfolgt und letztendlich davon ausgegangen wird, dass Entscheidungen zu Übergriffen führen, diese zu Gefühlen und diese Gefühle wiederum zu Entscheidungen für Übergriffe). Dass diese Prinzipien in Bezug stünden zu jugendlichem sexuell übergriffigen Verhalten sei jedoch bisher empirisch nicht belegt worden. Stattdessen würden die vorliegenden Forschungsergebnisse nahelegen, dass diejenigen Behandlungsansätze am erfolgreichsten seien, die gemeindeorientiert seien und die jeweils relevanten Erwachsenen einbeziehen würden.

- Gerade in Bezug auf Jugendliche sei vorsichtig mit der Verwendung von Etikettierungen (»labels«) umzugehen, da sie die Jugendlichen zu einer negativen Sicht auf sich selbst bewegen könnten. Auch sprachlich werden im Umgang mit den Jugendlichen Respekt und Würde verlangt!
- Für den Nachweis der Wirksamkeit therapeutischer Interventionen bezüglich sexuell übergriffiger Jugendlicher wird zudem vermehrte Forschung gefordert.

Diese Kriterien von Miner et al. (2006) beschreiben die wesentlichen Merkmale eines systemtherapeutischen Vorgehens.

Eine besondere Vorgehensweise, die den systemischen Ansätzen zugeordnet werden kann, ist der »multisystemische Ansatz«. Der multisystemische Ansatz geht davon aus, dass es sich bei sexuell übergriffigem Verhalten um ein multifaktoriell bestimmtes Geschehen handelt. Die Familien der Jugendlichen, Schule, Arbeit, gleichaltrige Bezugsgruppen (Peergruppen) und Nachbarschaft werden als miteinander verbundene Systeme mit dynamischen Wechselwirkungen betrachtet. Borduin und Schaeffer (2001, p. 26) führen die gut dokumentierte Wirksamkeit dieses Vorgehens darauf zurück, dass a) die Interventionen der »multisystemischen Therapie« sehr stark an den Hintergründen der sexuellen Übergriffe orientiert sind und b) gut ausgearbeitete und überprüfte Interventionen flexibel in der Alltagswelt des entsprechenden Jugendlichen eingesetzt werden.

Das Vorgehen der multisystemischen Therapie bedeutet, Probleme der Familien und der Jugendlichen innerhalb und zwischen den vielfältigen, miteinander in Beziehung stehenden Systemen zu identifizieren. Übergeordnete Ziele des Ansatzes sind dann, die Eltern mit den Fähigkeiten und Ressourcen zu versorgen, die sie benötigen, um den Schwierigkeiten, die mit heranwachsenden Jugendlichen entstehen, begegnen zu können. Es kommen dabei Methoden der strategischen und der strukturellen Familientherapie ebenso zum Einsatz wie Methoden des Elterntrainings und der kognitiv-behavioralen Therapie (Borduin a. Schaeffer 2001, p. 32).

Die Autoren beschreiben weiter, dass die Interventionen generell darauf abzielen, auf der Ebene der Familien »Hindernisse für effektives Verhalten« zu beseitigen. »Drogenabhängigkeit, psychische Auffälligkeiten der Eltern, geringe soziale Unterstützung der Familie, hoher Stress und Ehekonflikte« werden erwähnt (ebd.). Des Weiteren gilt:

- Wissen über effektives elterliches Verhalten soll vermittelt werden.
- Die Emotionalität und Kommunikation in der Familie sollen gestärkt werden.
- Pläne zur Reduzierung des Risikos für erneute sexuelle Übergriffe und zur Sicherung möglicher Opfer sollen entwickelt werden.

Auf der Ebene der Interaktion mit Gleichaltrigen wird im Rahmen dieses Ansatzes häufig auf die sozialen Kompetenzen der Jugendlichen, ihre Problemlösefähigkeiten und ihre Kompetenzen zum Aufbau und zur Aufrechterhaltung von Beziehungen zu gleichaltrigen Jungen und Mädchen fokussiert. Diese »multisystemische Therapie« ist an hohe personelle Ressourcen und große zeitliche Verfügbarkeit der Therapeuten geknüpft – wenn auch für eine begrenzte, vorher festgelegte Zeit. (Näheres dazu unter Borduin a. Schaeffer 2001.)

Als ein weiterer Ansatz, der mit systemischen Vorgehensweisen in Verbindung steht und Anwendung findet, soll die »Multifamiliengruppentherapie« (Multi-familiy group therapy) dargestellt werden. Nahum und Brewer (2004) stellen fest, dass dieser Ansatz, obwohl seit »fast 40 Jahren« (also etwa seit 1965) im klinischen Bereich eingesetzt, erst seit Kurzem in der Arbeit mit sexuell auffälligen Jungen und ihren Familien zum Einsatz kommt. Die Autoren gehen davon aus, dass dabei

> »der ökonomische Einsatz klinischer Ressourcen, der Transfer von Wissen von Familie zu Familie, gemeindeorientierte Ressourcenvielfalt und beschleunigende und unterstützende Gefühle« (p. 216; Übers.: T. G.)

wirkungsvolle Faktoren darstellen. Die Autoren beschreiben Multifamiliengruppentherapie als einen Ansatz, der parallel zur Theorie der systemischen Therapie davon ausgeht, dass Veränderungen beim Einzelnen sich auf Veränderungen in der Gruppe und umgekehrt auswirken. Leider liegen zu diesem Ansatz noch keine Evaluationen vor.

Zankman und Bonomo (2004) haben untersucht, inwieweit sich die Arbeit mit den Eltern, d. h. ihr Einbezug in die ambulante Behandlung sexuell übergriffiger Jungen, auf die Rückfallhäufigkeit dieser Klientel auswirkt. Die Autoren stellen fest, dass es wenig Forschung zum Einbezug von Eltern sexuell auffälliger Jungen in die Behandlung gibt. Sie gehen davon aus, dass die Familie als Kontextfaktor einer Behandlung einen Risikofaktor für sexuell übergriffige Jugendliche darstellt, weshalb ihr Einbezug in die Behandlung einen Hauptanteil am Erfolg einer solchen Behandlung haben könne (ebd., p. 139). Sie beschreiben den üblichen und vorherrschenden Behandlungsansatz damit, dass dort vor allem psychoedukativ und auf das Individuum fokussiert gearbeitet werde. Hinzu kämen kognitiv-behaviorale Anteile, die darauf abzielten, Risikofaktoren zu isolieren, »Denkfehler« im Missbrauchszyklus zu identifizieren und Rückfallvorbeugungspläne zu entwickeln, um Hochrisikosituationen vermeiden zu helfen. Zudem soll der Einfluss von »dynamischen Risikofaktoren« verringert werden. Unter dynamischen Risikofaktoren, die als beeinflussbar gelten, werden geringes Selbstwertgefühl, soziale Isolation und abweichende sexuelle Erregbarkeit subsumiert (ebd., p. 140). Methodisch würden hier Gedankenstopptechniken, psychoedukative Ansätze zur Verbesserung sozialer

Fertigkeiten und prosozialer Lebensaspekte eingesetzt. Zudem würden Übungen zur Verbesserung von opferempathischen Fähigkeiten und Übungen, die kognitive Verzerrungen herausfordern und soziale Isolation unterbrechen, zur Anwendung kommen (ebd., p. 141).

Es wird darauf hingewiesen, dass Offenheit und Verantwortlichkeit für die Behandlung der Jugendlichen eher entscheidend von der Offenheit für die Behandlung der Eltern abhängen als von psychopathologischen Faktoren bei den Jugendlichen (Hunter a. Figueredo 1999). Genauso wie gerichtliche und juristische Kontextbedingungen hätten Eltern wichtigen Einfluss auf die Einstellungen der Jugendlichen zu therapeutischen Angeboten (p. 142; Übers.: T. G.):

> »Aus klinischer Perspektive ist es schwierig, Jugendliche dazu zu motivieren, Behandlungsfortschritte zu erreichen, wenn die Eltern das, was in den Sitzungen passiert, nicht unterstützen.«

Zudem wird vorgeschlagen, Eltern eine wichtige Rolle in der Unterstützung der Jugendlichen bei der Umsetzung von Rückfallpräventionsstrategien zuzugestehen (ebd., p. 143).

3.5 Ambulant oder stationär?

Therapeutische Arbeit mit sexuell übergriffigen Jungen (und Mädchen) findet sowohl unter ambulanten als auch unter stationären Bedingungen statt. Die ambulante therapeutische Arbeit findet vor allem in einer Vielzahl von spezialisierten, bundesweit tätigen Beratungsstellen statt, die aufgrund ihrer großen Zahl hier nicht im Einzelnen vorgestellt werden sollen. Eine Zusammenfassung hierzu gibt es in dem Internetauftritt der Deutschen Gesellschaft für Prävention und Intervention bei Kindesmisshandlung und -vernachlässigung" (DGFPI) unter dem Stichwort „Hilfe finden" (www.dgfpi.de/verein/hilfe-finden.html [12.11.2017]). Ebenso finden sich dort die Adressen der stationären Behandlungsangebote.

Letztere sind fast ausschließlich in der Jugendhilfe organisiert und halten Hilfsangebote für Jungen und Mädchen unter 14 Jahren (Kinder/strafunmündige Klienten) und Jungen über 14 Jahren (strafmündige Jungen) vor. Für Mädchen gibt es ein spezialisiertes stationäres Gruppenangebot in der Jugendhilfeeinrichtung »Heidequell - Grünau« (jetzt Graf-Recke-Stift Düsseldorf), dort die Gruppe »Hummeln« (Oginiewski 2015). Andere Angebote sind in der Vergangenheit an Belegungsproblemen - das heißt, es gab zu wenig Nachfrage - gescheitert. Inwieweit Mädchen in den ambulanten Behandlungsangeboten betreut werden, konnte nicht in Erfahrung gebracht werden. Allerdings sind einige Angebote explizit auch für Mädchen ausgeschrieben (siehe Einrichtungsliste der DGfPI).

Eine anregende Diskussion dieser Modelle findet sich bei Natho und Bebermeyer (2013). Die Autoren berichten von ihren Versuchen,

> »Anregungen für die Umgestaltung der traditionell eher defizitorientierten konzeptionellen pädagogischen Leitlinien unter Berücksichtigung systemischer Prämissen«

für eine Jugendhilfeeinrichtung zu entwickeln.

Das einzige stationäre Angebot außerhalb der Jugendhilfe ist das Gerhard-Bosch-Haus der Abteilung für Psychiatrie, Psychotherapie und Psychosomatik des Kindes- und Jugendalters der LVR-Klinik Viersen. Dort werden seit Beginn der 1990er-Jahre spezialisiert strafmündige sexuell übergriffige Jungen behandelt.

Ambulante Arbeit kommt eher für Jungen infrage, ...

- ... die sich kooperativ verhalten, d.h. dazu bereit oder dazu zu bewegen sind, Terminabsprachen einzuhalten und regelmäßig zu den therapeutischen Angeboten zu erscheinen.
- ... deren verantwortliche Erwachsene bereit oder dazu zu bewegen sind, die Annahme und Durchführung von ambulanten Terminen zu gewährleisten.
- ... die von einem zeitlichen Angebot, das auf bestimmte Zeitpunkte in der Woche konzentriert ist, erreicht werden können, d. h. für Jungen, die bereit sind, sich zu diesen Zeitpunkten in der ambulant arbeitenden Einrichtung zu öffnen und über ihre Übergriffe zu sprechen, und die nicht darauf setzen, wöchentliche Therapiezeit durch »Aussitzen« verstreichen zu lassen.
- ... bei denen die Experten zu der Einschätzung gelangen, dass

das Risiko erneuter sexueller Übergriffe während der ambulanten Arbeit eher gering ist. (Vgl. Gruber 2004, S. 25.)

Im ambulanten Bereich kommen nach Einschätzung des Autors schwerpunktmäßig kognitiv-behaviorale Ansätze, häufig in modularisierter Form, zum Einsatz. Dies hängt sicher damit zusammen, dass diese Ansätze durch die vorhandenen Module eher einfach erlernt werden können. In einigen Beratungsstellen (siehe die Beratungsstelle »Packhaus« in Kiel, www.packhaus-kiel.de, oder die Beratungsstelle »Neue Wege« in Bochum, www.neuewege-caritas-bochum.de [beide 12.11.2017]) besitzen die Mitarbeiter auch psychotherapeutische Grundqualifikationen. Dies trifft für andere Beratungsstellen sicher auch zu, vorrangig wird jedoch auf die Vermittlung von modularisierten Inhalten kognitiv-behavioraler Ausrichtung zurückgegriffen. Im stationären Jugendhilfebereich gibt es ebenfalls einen deutlichen Schwerpunkt mit kognitiv-behavioral ausgerichteten modularen und als »Stufenmodelle« organisierten Gruppenangeboten.

Ambulante therapeutische Arbeit durch z. B. niedergelassene Kinder- und Jugendlichenpsychotherapeuten erfordert aufseiten der Therapeuten zum einen Grundkenntnisse über diese Gruppe (wie sie z. B. in diesem Buch vorgestellt werden), zum anderen auch Vorgehensweisen, die im Folgenden beschrieben werden sollen:

So ist in jedem Fall eine gründliche Prüfung anhand der vorne genannten Kriterien notwendig, ob die Jugendlichen für ambulante psychotherapeutische Arbeit geeignet sind oder ob sie den eher stärker kontrollierenden Rahmen einer stationären therapeutischen Betreuung benötigen (hierzu ist es u. U. notwendig, zusätzliche Informationsquellen, wie z. B. Berichte von anderen beteiligten Institutionen aus dem Bereich der Jugendhilfe, hinzuzuziehen). Weiter ist zu nennen, dass die therapeutische Arbeit z. B. in einer Praxis vernetzt sein sollte: Das bedeutet, Therapeuten, die sich diese Arbeit zutrauen, benötigen unbedingt Supervision. Die dadurch mögliche Reflexion des eigenen Handelns und die damit verbundene Bestätigung oder Korrektur ist deshalb bei der Arbeit mit dieser Zielgruppe besonders wichtig, da zum einen »Rückfälle«, d. h. erneute sexuelle Übergriffe während der therapeutischen Arbeit, schnell dazu führen können, dass der Therapeut oder die Therapeutin das therapeutische Vorgehen rechtfertigen muss. Zum anderen dient regelmäßige Supervision auch der persönlichen psychischen Entlastung des Therapeuten/der Therapeutin. Was (an manchmal erschütternden, gewalthaltigen, beängstigenden Schilderungen des Täters) in der Supervision bleibt, muss nicht mit nach Hause genommen werden!

Ambulante therapeutische Arbeit mit sexuell übergriffigen Jugendlichen bedeutet deshalb ganz besonders auch, dass der therapeutische Prozess gut dokumentiert sein muss, damit im Falle solcher Rechtfertigungssituationen diese Prozesse ausreichend dargestellt werden können.

Eine weitere unverzichtbare Voraussetzung für therapeutische Arbeit mit sexuell übergriffigen Jugendlichen im Rahmen z. B. einer Praxis besteht darin, dass auf die Trennung von Täter und Opfer geachtet werden muss. Lebt etwa der Täter weiter mit dem Opfer/den Opfern in einem Haushalt zusammen, dann ist das Risiko erneuter sexueller Übergriffe zu hoch, als dass hier ambulant therapeutisch gearbeitet werden könnte. Zudem müssen auch andere Formen eines unangemessenen Einflusses des Täters auf das/die Opfer möglichst ausgeschlossen werden: z. B. Versuche, das/die Opfer zu einer Rücknahme der Aussagen über die sexuellen Übergriffe zu bewegen (durch das Wecken von Schuldgefühlen, durch Druck, Drohungen usw.). Zudem bedeutet ein weiteres Zusammenleben von Täter und Opfern, dass die Opfer sich nicht in den von Michaela Huber (2004, S. 19) als Voraussetzung für eine (trauma)therapeutische Zusammenarbeit postulierten »sicheren Lebensumständen« befinden.

Besonders wichtig für die ambulante Arbeit ist: Der Umgang mit den sexuell übergriffigen Klienten bedeutet, dass über das oft unaussprechlich Erscheinende, d. h. über die sexuellen Übergriffe, gesprochen werden muss. Die sexuellen Übergriffe müssen detailliert erfragt, dargestellt »und beim Namen genannt« werden. Da im Rahmen ambulanter Therapie in der Regel nur ein Therapeut/eine Therapeutin als Gesprächspartner/in zur Verfügung steht, ist diese

Interaktion anders als bei stationärer Therapie auch die einzige Situation, in der über die sexuellen Übergriffe gesprochen werden kann. Eine Ergänzung durch Gespräche mit anderen beteiligten Berufsgruppen findet nicht statt. Der/Die zuständige Therapeut/in sollte sich vor Beginn einer Therapie hier sehr sicher sein, diese Voraussetzung erfüllen zu können! Unwillen oder Unfähigkeit, über die sexuellen Übergriffe zu sprechen, bestärkt in der Regel den Klienten, d. h. den sexuell übergriffigen Jungen in seinen Leugnungs- und Bagatellisierungstendenzen und gibt ihm u. U. das Gefühl, mit seinen Informationen über die sexuellen Übergriffe »etwas so Mächtiges« zu besitzen, das sogar den Therapeuten/die Therapeutin zum Schweigen bringt! Eine erfolgversprechende therapeutische Zusammenarbeit ist dann unmöglich.

Zuletzt ist noch zu erwähnen, dass zu Beginn oder auch im Verlaufe der therapeutischen Zusammenarbeit abzuklären ist, ob ein in der Regel ausschließlich einzeltherapeutisches Angebot für einen Klienten ausreichend ist. Meist verfügen z. B. niedergelassene Therapeuten/Therapeutinnen nicht über ein auf sexuell übergriffige Jugendliche spezialisiertes gruppentherapeutisches Angebot. Dies ist aber - sollte Gruppentherapie indiziert sein - notwendig. Denn in einer Gruppe, die auch aus anderen Klienten einer kinder- und jugendpsychotherapeutischen Praxis besteht, kann die sexuelle Übergriffigkeit nicht zum Thema werden: Der sexuell übergriffige Junge wird aus Angst vor negativen Bewertungen durch die anderen, nicht sexuell übergriffigen Jugendlichen nicht darüber sprechen, und die anderen Gruppenmitglieder wären vom Gespräch über die sexuell übergriffigen Handlungen sicherlich überfordert.

In Abschnitt 4.2.1 werden die Vorteile von gruppentherapeutischem Vorgehen bei sexuell übergriffigen Jungen ausführlich dargestellt. Berücksichtigt man das dort Gesagte, so wird klar, dass bei einzeltherapeutischer ambulanter Therapie meist die parallele Teilnahme an einem entsprechend spezialisierten Gruppenangebot für die sexuell übergriffigen Jungen notwendig ist. Ausschließlich ambulante einzelpsychotherapeutische Arbeit ist nur für die kleine Gruppe sexuell übergriffiger Jugendlicher sinnvoll, die ihre Übergriffe offen und vollständig schildern und in der Lage sind, Bagatellisierungen und Leugnungen z. B. von Gewaltanteilen aufzugeben und sich die mit den sexuell übergriffigen Handlungen verbundenen Gefühle eingestehen können.

4 Therapeutisches Vorgehen

4.1 Therapeutische Haltung und störungsspezifische Grundideen

Die therapeutische Grundidee und Herausforderung in der Arbeit mit sexuell übergriffigen Jungen besteht darin, auch dieses Verhalten, das in der öffentlichen Diskussion und im persönlichen Umgang sehr schnell und intensiv Gefühle von Ablehnung, Abscheu, Ekel und Aggression auslöst, als für den Klienten angesichts seiner augenblicklichen psychischen Verfasstheit subjektiv sinnvoll und angemessen zu akzeptieren (was in keiner Weise bedeutet, die infrage stehenden Taten zu akzeptieren). Dieser Sinn erschließt sich immer auf der emotionalen Ebene. Es geht also darum zu verstehen, welchen emotionalen Nutzen ein Junge durch seine sexuellen Übergriffe für sich erzielt hat.

Die Haltung, die sich daraus ergibt, lässt sich folgendermaßen beschreiben: Dem einzelnen Jungen muss mit Neugier begegnet werden, die ihn als Person nicht bewertet (auch wenn seine Taten entschieden missbilligt werden). Vor dem Hintergrund dieser Neugier kann ihm ein Angebot gemacht werden, gemeinsam mit ihm ein Verständnis des emotionalen Nutzens zu entwickeln, den er durch die Übergriffe erlangen wollte. Und er kann ein Angebot erhalten, diesen Nutzen zukünftig anders zu erlangen als durch sexuelle Übergriffe. Er kann damit auch die meist extrem belastenden emotionalen Erfahrungen, die mit der Wahrnehmung, eine andere Person geschädigt zu haben, und auch mit der Aufdeckung sexueller Übergriffe verbunden sind, zukünftig vermeiden. Häufig führen schon die Aufdeckung und die folgende schonungslose Offenlegung sexueller Übergriffe sowie die damit verbundenen Maßnahmen zur Einschränkung der Bewegungsfreiheit mit dem Ziel, weiterere Übergriffe zu verhindern, zu einer emotionalen Entlastung. Die mit der Offenlegung verbundene mögliche Verhinderung weiterer sexueller Übergriffe hat somit direkt präventiven Charakter. Allerdings nur, wenn daraus konstruktive Maßnahmen für Täter und Opfer folgen. Das bedeutet in der Regel eine Trennung von Täter und Opfer. Das Opfer muss sich nach der Offenlegung sicher fühlen können, und der Täter muss sich mit seinen sexuellen Übergriffen ernst genommen, d. h. daran gehindert fühlen, weitere sexuelle Übergriffe auszuführen.

Selbstverständlich lösen die sexuellen Übergriffe als die die therapeutischen Angebote hervorrufenden Handlungen auch bei der Therapeutin oder dem Therapeuten starke emotionale Reaktionen aus. Angesichts der Massivität vieler Übergriffe und der oft deutlich werdenden Traumatisierungen der Opfer wäre ein Negieren dieser Emotionen ein nicht zu erfüllender Anspruch. Jeder Therapeut sollte sich vielmehr seiner Gefühle bewusst sein und mit diesen Gefühlen offensiv umgehen. Eine Konfrontation des »Täters« mit diesen Gefühlen, ohne dass er als Person gleichzeitig abgewertet oder verurteilt würde, kann häufig dazu führen, dass auch der »Täter« Gefühle offenlegt, die in einer massiven Selbstabwertung, in Scham oder gar einem Selbsthass, ausgelöst durch die Bewertung der eigenen Handlungen, bestehen. Zudem heißt aktiver Umgang mit den beschriebenen Gefühlen beim Therapeuten auch Sprechen über diese Gefühle: mit Kollegen, in der Supervision etc.

Bedeutsam ist in diesem Zusammenhang die Notwendigkeit, mit den Jugendlichen und ihren Angehörigen oder, weiter formuliert, mit ihrem Bezugssystem ein Arbeitsbündnis zu etablieren. Das heißt, dass die Jugendlichen Unterstützung darin erhalten, eine konkrete Therapievereinbarung zu entwickeln, die, ausgehend vom Anlass, über das Anliegen respektive Ziel bis hin zu einem Therapieauftrag erarbeitet werden muss. Dieser Auftrag muss konkret sein und an der Gefährlichkeit, den Bedürfnissen und den Voraussetzungen, die die Jugendlichen mitbringen, orientiert sein. Da keiner der aufgenommenen Jugendlichen zunächst irgendein Anliegen formulieren kann, das therapeutische Zielsetzungen beinhaltet, benötigen sie bei der Formulierung einer Therapievereinbarung Unterstützung. Eigentlich handelt es sich bei den Jugendlichen zu Beginn des stationären Aufenthaltes im Sinne von Steve de Shazer (1989) um »Besucher«: De Shazer unterscheidet zwischen »Besuchern«, die keine Veränderungserwartung und keinen Leidensdruck verspüren, »Klagenden«, die Leidensdruck verspüren, aber über keine Veränderungserwartung verfügen, und »Kunden«, die sowohl über eine Veränderungserwartung als auch über Leidensdruck verfügen.

Sexuell übergriffige Jungen werden zunächst von den erwachsenen verantwortlichen Bezugspersonen (Eltern, Mitarbeitern des Jugendamtes oder von Jugendhilfeeinrichtungen) vorgestellt und fühlen sich unter dem Druck z. B. einer Strafanzeige und der daraus folgenden, zu diesem Zeitpunkt aber nur vermuteten »Strafen« gezwungen, am Therapieangebot teilzunehmen. Sie haben keine Veränderungserwartung und einen Leidensdruck nur insofern, als sie eine unangenehme Lebenssituation (nicht zu wissen, wo sie leben können; drohende Inhaftierung; Leben in der Justizvollzugsanstalt) durch eine von ihnen als angenehmer eingeschätzte (Klinik, Therapie, stationärer Aufenthalt) »eintauschen« wollen. Das ist lediglich ein Anknüpfungspunkt für ein Arbeitsbündnis. Diese Situation zu respektieren und nicht von Anbeginn der Zusammenarbeit mit den Jungen und ihrem Bezugssystem zu erwarten, dass sie bereits Ziele formulieren können und dann zielgerichtet mitarbeiten, bedeutet für die für den für den therapeutischen Prozess Verantwortlichen, dass sie Angebote formulieren müssen, die es den Jungen und ihrem Bezugssystem erlauben, unter dem beschriebenen und von den Jungen akzeptierten Druck einer möglichen Bestrafung »zum Kunden« zu werden. Konkret kann dies bedeuten, den Jungen und ihrem Bezugssystem gegenüber deutlich zu machen: Man habe verstanden, dass sie nicht motiviert seien, dass sie aber überlegen sollten, ob sie aus der Anwesenheit in der Therapieeinrichtung nicht »das Beste machen« könnten. Was »das Beste« ist, kann besprochen und verhandelt werden. Außerdem kann selbstverständlich jeder Junge mit der Polizei, dem zuständigen Staatsanwalt oder dem zuständigen Richter oder seinem Rechtsanwalt telefonieren, um seine Situation für sich zu erörtern und für sich Klarheit zu bekommen. Typische Fragen sind dann etwa:

- Welches Risiko gehe ich ein, wenn ich eine vorzeitige Entlassung durchsetze?
- Was habe ich davon mitzuarbeiten?
- Was muss ich bei einer Gerichtsverhandlung befürchten?

Es gibt Bemühungen, diese Bereitschaft bzw. das sich daraus entwickelnde Arbeitsbündnis mithilfe von Fragebogenverfahren zu erfassen. Die daraus entstandene deutsche Version des »Working alliance inventory« (WAI – Munder, Wilmers, Leonhart, Linster a. Barth 2009) hat allerdings den gravierenden Nachteil, dass sie noch zu wenig zwischen den unterschiedlichen Klienten differenziert, d. h., die Ergebnisse weisen fast ausschließlich gut motivierte Klienten aus. Dies lässt sich mit den klinischen Erfahrungen bezüglich dieser Klienten nicht in Einklang bringen.

Es werden im WAI drei Faktoren unterschieden:

1. Übereinstimmung in den Arbeitsaufträgen, die im Rahmen der Psychotherapie entstehen
2. Übereinstimmung in den Zielen der Psychotherapie
3. Entwicklung einer affektiven Bindung zwischen Klient und Therapeut.

Diesen Faktoren sind im Fragebogen Items zugewiesen. Trotz der geringen Praxistauglichkeit des Verfahrens geben die drei Faktoren Hinweise für die Reflexion einer Beziehung zu einem Klienten im Rahmen der therapeutischen Arbeit.

Bovard-Johns, Yoder und Burton (2015) untersuchten den Zusammenhang zwischen den Auswirkungen von Traumasymptomen (»a continued state of helplessness«, »intense fear« oder »horror«) und Bindungsfähigkeit (»unsicherer Bindungsstil«) bei sexuell auffälligen Jugendlichen. Sie zählen auf, dass Therapeuten ein Arbeitsbündnis dadurch etablieren können, dass sie

> »Glaubwürdigkeit vermitteln, Bindung ermöglichen, Sicherheit bieten und Empathie fördern sowie Hoffnung erzeugen« (ebd., p. 298; Übers.: T. G.).

Allerdings erwähnen sie kritisch, dass Klientenfaktoren bislang kaum untersucht worden seien. Sie selbst gehen davon aus (ebd., S./p. 298), dass Bindungsstile (bzw. Bindungsdefizite) und Traumasymptome, die unter sexuell auffälligen Jugendlichen weit verbreitet seien (Ryan, Leversee a. Lane 2010), von großer Relevanz für die Etablierung therapeutischer Arbeitsbündnisse sind.

Im Ergebnis stellen die Autoren die These auf, dass positive Beziehungen zu Gleichaltrigen und Kommunikation innerhalb der Vater-Sohn-Beziehung mit einer intensiveren therapeutischen Beziehung verbunden sind. Traumatische Erfahrungen im Rahmen von selbst erlebtem sexuellen Missbrauch stünden demgegenüber mit schlechter ausgeprägter therapeutischer Beziehung im Zusammenhang (Bovard-Johns, Yoder a. Burton 2015, p. 305). Besonderes Augenmerk zur Verbesserung der therapeutischen Beziehung mit sexuell traumatisierten Jugendlichen legen die Autoren auf Achtsamkeitsübungen. Sie gehen davon aus, dass diese Übungen mit ihrem vielfältigen neurologischen, physiologischen und psychologischen Nutzen helfen können, die Fähigkeiten der Jugendlichen zu steigern, sich auf eine therapeutische Beziehung einzulassen. Die Grundlage dafür sehen sie in den allgemeinen angstlösenden und erregungsreduzierenden Wirkungen dieser Methoden (ebd., p. 307).

Des Weiteren halten sie es für notwendig, die Vater-Sohn-Beziehung zu stärken und die Kommunikation zwischen Vätern und Söhnen zu verbessern. Sie plädieren deshalb entschieden dafür, den Stellenwert familientherapeutischen Arbeitens in bestehenden US-amerikanischen Behandlungsprogrammen zu erhöhen (ebd., p. 308)!

Die Bedeutung von Gruppentherapie leitet sich ebenfalls aus den Ergebnissen dieser Studie ab: Schließlich könne durch Gruppenarbeit in besonderer Weise die Entwicklung sozialer Kompetenz und Vertrauen in die Beziehungen zu Gleichaltrigen entwickelt und gefördert werden (ebd., p. 308).

4.1.1 Orientierung am Auftrag

Die Auftragskonstellation in der therapeutischen Arbeit mit sexuell übergriffigen Jungen ist kompliziert. So gibt es in der Regel keine oder nur eine sehr geringe Eigenmotivation, auf einen psychotherapeutischen Prozess einzugehen, um zukünftige Übergriffe zu unterlassen. Die überwiegende Anzahl der Jungen ist – nach der Aufdeckung und unter ihrem Eindruck – der Überzeugung, dass sie sowieso keine sexuellen Übergriffe mehr begehen würden. Zudem fehlt den meisten Jungen eine Idee von »Therapie«, d. h., sie können sich wenig oder gar nichts unter diesem Begriff vorstellen. Wenn überhaupt Therapiebereitschaft geäußert wird, geschieht dies meist unter dem Druck, den Eltern, betreuende Jugendhilfeeinrichtungen, Jugendamtsmitarbeiterinnen oder gegebenenfalls auch schon Polizei oder Staatsanwaltschaft ausüben. Oft werden die Jungen vom Schulbesuch ausgeschlossen, weil die sexuellen Übergriffe dort bekannt geworden sind und ihnen auch dort solche Übergriffe zugetraut werden. Oder sie sollen das Haus, die Wohnung nicht mehr verlassen, weil die Nachbarn informiert sind und kollektiver Hass in der Nachbarschaft entstanden ist. Oder die Staatsanwaltschaft droht mit Untersuchungshaft, wenn das Jugendamt keine geeignete Form der therapeutischen Betreuung eines Jungen findet.

Die erste Auseinandersetzung mit der recht komplizierten Auftragskonstellation findet in der Regel im Vorstellungsgespräch statt, d. h. beim ersten Zusammentreffen mit einem Jungen, der in eine therapeutische Einrichtung aufgenommen werden soll. Bedeutsam ist dabei, dass vor diesem Gespräch, d. h. bei der Terminvereinbarung, neben formalen Dingen sehr klar vermittelt wird, dass der Junge bereit sein muss, bereits in diesem Gespräch über die ihm vorgeworfene sexuelle Übergriffigkeit zu sprechen. Dies ist deshalb wichtig, da die schwierige Hürde des Darüber-Redens vom zukünftigen Klienten dann leichter genommen wird, wenn er sieht, dass dies Voraussetzung für etwas ist, das er im Vorstellungsgespräch gerne erreichen möchte: in die therapeutische Einrichtung aufgenommen zu werden – auch wenn er dies nur tut, um die Justiz »gnädig« zu stimmen, um Haft zu vermeiden oder um den Druck von Eltern oder bisher betreuender Jugendhilfeeinrichtung zu reduzieren.

Fallbeispiel: Kai

So wird der 15-jährige Kai vorgestellt, nachdem er in der Nachbarschaft beim Babysitten immer wieder die fünf- und siebenjährigen Mädchen »angefasst« hat. Er hat sie – so die Eltern – »unten« angefasst, Genaueres wüssten sie nicht, er habe bei der Vernehmung auch alleine mit der Polizei gesprochen. Sie, die Eltern, hätten ihn auch nicht so genau befragt, er habe aber alles zugegeben. Das Jugendamt erhielt Kenntnis von der Strafanzeige der Nachbarn sowohl durch die Polizei als auch durch die Eltern der geschädigten Mädchen, und eine Jugendamtsmitarbeiterin hat sich um einen Vorstellungstermin bemüht. Die zuständige Mitarbeiterin versichert beim Telefonat zur Terminvereinbarung, dass der Junge bereit sei, »darüber« zu sprechen, das habe die Polizei ihr mitgeteilt. Es wird bereits bei diesem Telefonat sehr deutlich, dass Kai und seine Eltern unter Druck stehen: Sie wohnen in unmittelbarer Nähe zu der Familie der Opfer, und diese haben die anderen Nachbarn informiert, um vor dem gefährlichen Jungen zu warnen. Die Schule des Jungen wurde ebenfalls von ihnen informiert, und aus Angst vor Übergriffen sowohl auf ihn als auch durch ihn wurde er vom Unterricht frei gestellt. Das Jugendamt wurde zudem von der Staatsanwaltschaft darüber informiert, dass sie aufgrund der Massivität der Vorwürfe gegenüber Kai, die sich aus der polizeilichen Vernehmung ergeben haben, sichergestellt haben möchte, dass Kai in eine geeignete therapeutische Einrichtung kommt. Sie werde in diesem Fall dann von einem Haftbefehl absehen.

4.1.1.1 Therapeutische Haltung: Akzeptanz in der Begegnung

Beim ersten Kontakt mit einem sexuell übergriffigen Jungen, d. h. in der Regel während des Vorstellungsgespräches, ist es unabdingbar, den Jungen mit seiner Haltung zu einer möglichen Aufnahme in die Therapiegruppe zu akzeptieren. Es muss darum gehen zu akzeptieren, dass er Angst vor einer Aufnahme, aber auch vor einem Verbleib im bisherigen Bezugssystem hat. Zudem werden im Gespräch in der Regel Leugnungen und Bagatellisierungen der sexuellen Übergriffe zum Vorschein kommen, die ebenfalls akzeptiert werden müssen: Es ist (zu diesem Zeitpunkt) nicht die Aufgabe des Therapeuten herauszufinden, was der Junge »wirklich« getan hat. Ausgangslage ist immer das, was der Junge über die von ihm begangenen sexuellen Übergriffe zu äußern bereit ist. Wertvoll für eine erste Begegnung ist auch eine

Haltung, die dem Jungen deutlich macht, dass er als Person gesehen wird, die nicht nur auf ein »Täter-Sein« reduziert ist: Jeder Junge hat Ressourcen und Stärken, die in einem Vorstellungsgespräch zur Sprache kommen müssen. Für den Jungen bedeutet diese Haltung, dass er ein Angebot erhält, sich auf das Gespräch und möglicherweise auch auf eine zukünftige therapeutische Zusammenarbeit einzulassen. Für die ihn eventuell begleitenden Eltern ergibt sich die Möglichkeit zu sehen, dass ihr Kind als Person auch mit ebendiesen Stärken und Ressourcen gesehen wird. Sie können eher einer Aufnahme zustimmen, wenn sie spüren, dass ihr Kind auf diese Weise wahrgenommen wird. Und sie können eher einer Aufnahme zustimmen, wenn sie das Gefühl bekommen, dass ihr Kind gut aufgehoben sein wird. Zudem schafft eine solche Haltung die Möglichkeit für die Eltern, immer vorhandene Schuldgefühle durch das Gefühl, »auch etwas richtig gemacht zu haben«, zu ergänzen.

Fortsetzung Fallbeispiel: Kai

Kai kommt mit seinen Eltern und der zuständigen Jugendamtsmitarbeiterin zum Vorstellungsgespräch. Er wirkt verängstigt, scheint zunächst nicht bereit, überhaupt mit dem Mitarbeiter der Einrichtung zu sprechen. Trotzdem wird ihm der Kontext des Gespräches erklärt:

Weißt du, wo du bist? Weißt du, wozu dieses Gespräch dienen soll? Hast du schon etwas über die Gruppe gehört, in der du dich vorstellst?

Er gibt an, grob informiert zu sein, und es wird ihm in Aussicht gestellt, zum Ende des Gespräches zusammen mit seinen Eltern die Gruppe besichtigen zu können. Da Kai ansonsten sehr verschlossen ist und nicht sprechen möchte, wird mit den Eltern und der Jugendamtsmitarbeiterin zunächst noch einmal im Beisein Kais besprochen, was am Telefon bereits dargestellt wurde: Der Kontext des Gesprächs wird konkret für den Jungen transparent und nachvollziehbar formuliert. Er fängt an zu weinen, während ihm von der Mutter geschildert wird, dass er möglicherweise in Haft kommen wird, wenn er nicht über seine sexuellen Übergriffe spricht. Er wird dann zunächst zu seinem bisherigen Lebenshintergrund (Schule, Noten, Hobbys, Freunde, Stärken, besondere Interessen) befragt, und die Eltern ergänzen dies durch ihre Sicht: Dabei werden auch insbesondere seine geschilderten positiven Seiten durch den Mitarbeiter

der Einrichtung hervorgehoben. Kai ist ein guter Realschüler, verfügt jedoch kaum über soziale Kontakt (außer über »soziale Medien«), »geht fast gar nicht raus, um andere Jugendliche zu treffen«, und war auch noch nie länger von zu Hause weg. Er kocht gerne und interessiert sich für ausgefallene Backrezepte. Er ist pflichtbewusst, zuverlässig, aber auch gegenüber den Eltern sehr verschlossen. Mädchen interessieren ihn nicht. Die Mitarbeiterin des Jugendamtes ergänzt, dass sie die Familie bis zur Meldung über die Anzeige nicht kannte und dass »ansonsten wohl alles in Ordnung« sei. Der Vater sitzt in dieser Phase des Gespräches still dabei, überlässt seiner Frau die Schilderungen. Er wirkt angespannt, latent aggressiv oder wütend.
Durch diese Befragung und die Fokussierung auf seine auch vorhandenen positiven Seiten der Persönlichkeit entspannt sich Kai deutlich und beginnt, immer flüssiger mit dem Mitarbeiter zu sprechen. Er taut förmlich auf, als der Mitarbeiter sein Verständnis darüber äußert, dass Kai aktuell in einer Situation steckt, die für einen 15-Jährigen nur schwer zu ertragen ist. Die Eltern ihrerseits beginnen, ihre Anspannung abzulegen, als sie sehen, dass es ihrem Sohn besser geht, und sie spüren, dass der Mitarbeiter ihn versteht, Mitgefühl zeigt und insgesamt »gut mit ihm umgeht«.

4.1.1.2 Umgang mit den eigenen Gefühlen

Bereits beim ersten Kontakt, d. h. beim Vorstellungsgespräch, werden durch die meist sehr hohe emotionale Belastung oder Anspannung des vorgestellten Jungen und seines Bezugssystems auch beim Therapeuten meist recht starke Gefühle ausgelöst. Handelt es sich beim Bezugssystem um die Eltern oder andere Personen mit einer langen Betreuungsgeschichte (z. B. Pflegefamilien oder auch langjährig betreuende Jugendhilfegruppen), dann sind die Gefühle häufig durch Entsetzen, Wut, aber auch Enttäuschung und fast immer durch Schuldgefühle auf der Seite der Erwachsenen gekennzeichnet. Viele Erwachsene haben dann den Wunsch, die Schilderung der sexuellen Übergriffe durch den Jungen nicht hören zu müssen.

Aufseiten des Therapeuten bedeutet die Konfrontation, dass er selber mit den bei ihm dadurch hervorgerufenen starken Gefühlen umgehen können muss. Der Kern dieses Umgangs lässt sich dabei folgendermaßen beschreiben. Zum einen sind diese Gefühle zu akzeptieren: Entsetzen, Ekel, Abscheu und auch Ärger oder Wut sind nicht zu vermeiden, wenn sexuelle Übergriffe geschildert werden und diese Schilderung auch immer das Leiden der Opfer mit umfasst. Diese Gefühle können genutzt werden: Werden sie ausgesprochen, werden sie als etwas dargestellt, das sich auf die »Täterseite« des Jungen bezieht; wird aber auch die positive Seite der Persönlichkeit des Jungen wahrgenommen und beschrieben, können sie ihm bereits zu Beginn der möglichen Zusammenarbeit eine emotionale Reaktion auf seine sexuellen Übergriffe vermitteln, die ihm selbst die Tragweite seiner Handlungen deutlich machen kann. Häufig wird im Vorstellungsgespräch nämlich deutlich, dass die (meisten) Jungen vorher noch nie aufgefordert worden sind, über ihre sexuellen Übergriffe zu berichten, sie darzustellen. Mit Ausnahme der Situation im Rahmen einer polizeilichen Vernehmung, die aber meist ohne die Bezugspersonen stattfindet (oft auf Wunsch des Jungen, aber auch auf Wunsch der Bezugspersonen), verzichten Erwachsene gerne und bereitwillig darauf, sich mit den Schilderungen der sexuell übergriffigen Handlungen zu konfrontieren. Deshalb erfährt der betreffende Junge in einem solchen Vorstellungsgespräch über die Offenlegung der Gefühle des Therapeuten oft erstmalig etwas darüber, was die Schilderung dessen, was er getan hat, auszulösen in der Lage ist. Der bisherige Verzicht der ihm nahestehenden Erwachsenen, über die sexuellen Übergriffe zu sprechen, hat ihn vor dieser sozialen Reaktion bewahrt, ihm aber auch die Stärke seines Schweigens deutlich gemacht. Er hat gelernt, dass sein Schweigen ihn und die Erwachsenen schützen kann.

Fortsetzung Fallbeispiel: Kai

Anschließend wird Kai befragt, was ihm vorgeworfen wird. Er beginnt zunächst sehr stockend zu berichten, dass er zwei Mädchen, auf die er schon oft abends aufgepasst habe »untenrum« angefasst habe soll. Er räumt ein, dass dies stimme. Aber es sei nicht so oft gewesen. Zunächst wird dann gefragt, bei welcher Gelegenheit er die Mädchen »untenrum« angefasst habe. Er schildert, dass er die beiden auch ins Bett habe bringen müssen und sie dazu auch ausgezogen habe. Auf Nachfrage gibt er zu, dass das nicht nötig gewesen sei, er aber anfangs neugierig gewesen sei, da er vorher noch nie ein nacktes Mädchen »in echt« gesehen habe. Auf weiteres Nachfragen schildert er stockend, dass er zunächst bei der Fünfjährigen und dann auch bei der Siebenjährigen die Scheide mit der Hand angefasst habe. Auf die Frage, ob er vielleicht auch mit dem Finger eingedrungen sei, nickt er nur. Er betont dann von sich aus, dass die Mädchen sich nicht gewehrt, nur zugesehen und auch nichts gesagt hätten. Er wiederholt, »so oft« sei es nicht gewesen. Die Mitarbeiterin des Jugendamtes berichtet, dass Kai vorgeworfen würde, diese Handlungen über ein Jahr verteilt pro Woche zweimal ausgeführt zu haben. Kai widerspricht ihr vehement, und seine Eltern äußern, dass sie Kai glauben würden. Auch weist Kai zurück, dass er seinen Penis an der Scheide des älteren Mädchens gerieben habe.

Kai hat somit die Mindestanforderungen für eine stationäre Aufnahme erfüllt und besichtigt mit seinen Eltern die Gruppe. Er erhält zudem Gelegenheit, mit einem Jungen der Gruppe zu sprechen und sich aus dessen Sicht die wichtigsten Regeln zum Tagesablauf erklären zu lassen. Danach zeigt er sich erleichtert. Die Eltern vereinbaren einen Aufnahmetermin.

4.1.1.3 Aufbau eines Arbeitsbündnisses

Über die beschriebene Haltung zu den Jungen und ihrem Bezugssystem, die darauf verzichtet, »die Wahrheit« herauszufinden (dafür sind die Behörden der Strafverfolgung zuständig), und über die Berücksichtigung aller zu der Persönlichkeit eines Jungen gehörenden Anteile kann in der weiteren Zusammenarbeit ein Arbeitsbündnis etabliert werden. Diese Haltung bedeutet für die Jungen, dass die Therapeuten keine Staatsanwälte oder Richter zu sein versuchen und sich deshalb mit den Anteilen der Persönlichkeit der Jungen verbünden können, die froh sind angesichts der Auflösung des oben beschriebenen Konfliktes zwischen Angst vor Aufdeckung und Erleichterung über die Beendigung der sexuellen Übergriffe durch ihre Aufdeckung sind. Die Jungen müssen sich durch den Therapeuten und die zahlreichen anderen Mitwirkenden im Rahmen eines stationären therapeutischen Angebotes nicht abgewertet fühlen. Der Verzicht auf diese Abwertung erlaubt so Offenheit und fördert nicht den Aufbau von Widerständen, die die Etablierung eines Arbeitsbündnisses erschweren würden. Der in Abschnitt 4.1.1.5 beschriebene juristische Kontext erlaubt es zudem, dass die Jungen kompetente Ansprechpartner (Staatsanwaltschaft, Richter, Bewährungshelfer oder eigner Rechtsanwalt) haben, mit denen sie über einen anfangs oft von vielen in Erwägung gezogenen Abbruch eines Aufenthaltes in der therapeutischen Gruppe nachdenken können. Die Rolle der therapeutischen Mitarbeiter besteht darin, die Jungen darin zu unterstützen, dies zu tun, sie keinesfalls davon abzuhalten. Auf der anderen Seite können die therapeutischen Mitarbeiter aber mit ihnen besprechen, welche Vorteile sie außer Vermeidung oder Verringerung drastischerer juristischer Konsequenzen durch eine Mitarbeit im therapeutischen Prozess für sich erreichen können. Wichtiger Anknüpfungspunkt ist dabei der häufig zu Beginn einer therapeutischen Zusammenarbeit geäußerte Wunsch zu verstehen, »warum die sexuellen Übergriffe begangen wurden«. Meist erleben die Jungen diese Handlungen als ihnen fremd, der emotionale Nutzen erschließt sich ihnen nicht, sie lehnen diese Handlungen sogar ab. Der Wunsch, diesen Anteil der eigenen Person verstehen zu können, bietet oft den ersten Ansatz für ein therapeutisches Bündnis. Hinzu kommt auch der Wunsch, nicht mehr sexuell übergriffig zu werden. Deshalb akzeptieren viele Jungen nicht nur aus Angst vor juristischen Konsequenzen ihren anfangs sehr eingeschränkten Bewegungsspielraum.

Fortsetzung Fallbeispiel: Kai

Kai kommt zur Aufnahme und hat zunächst große Schwierigkeiten, sich in der Gruppe der Jungen zurechtzufinden: Er ist ängstlich, zieht sich häufig zurück, kann sich kaum überwinden, die Erwachsenen anzusprechen. Seine Bezugsbetreuerin bemüht sich um ihn, gibt ihm Gelegenheit, über seine Befindlichkeit zu sprechen. Dabei drückt er sehr deutlich seinen Wunsch aus, »wieder nach Hause gehen zu können«. Er überlegt auch, ob er den zuständigen Staatsanwalt oder das Jugendamt anrufen kann, um diesen Wunsch zu besprechen. Als ihm dies angeboten wird, lehnt er es ab. Seine Eltern ermuntern ihn nach anfänglichem Zögern – und nachdem sie ihren Trennungsschmerz verarbeitet haben – durchzuhalten.

In der Gruppentherapie legt er allerdings nach anfänglichem Zögern seine sexuellen Übergriffe offen: Damit gehört er jetzt »zur Gruppe«, und die anderen Jungen loben ihn sehr. Bei den ersten Kontakten mit dem Therapeuten kann er als mögliches Ziel benennen, dass er verstehen möchte, »wieso er die sexuellen Übergriffe begangen« hat. Er versteht sich an diesem Punkt selbst nicht, er versteht aber, dass dies ein wichtiges Ziel ist, da er nur, wenn er sich selber versteht, sich auch zukünftig selber steuern kann. Und das – so hat er verstanden – ist eine wichtige Voraussetzung für ein schnelles Vorankommen in der Therapie (und somit auch für einen möglichst kurzen Aufenthalt in der Gruppe).
Er beginnt somit, in verschiedenen Kontexten über sich nachzudenken. Dieses Nachdenken findet statt: in therapeutischen Einzelgesprächen, in der Gruppentherapie, in den Gesprächen mit der Bezugsbetreuerin, aber auch in Gesprächen mit den anderen Jungen. Kai hat begonnen mitzuarbeiten.

4.1.1.4 Der gesellschaftliche Auftrag

Der gesellschaftliche Auftrag, der hinter solchen Konstellationen steht, ist vielfältig und oft nicht transparent. Jedoch wird immer ein zumindest verdeckter Kontrollauftrag vermittelt: Der Therapeut, die Einrichtung (Gruppe, Klinik, Beratungsstelle) soll sicherstellen, dass keine weiteren Übergriffe ausgeführt werden. Dieses Auftrags müssen sich diejenigen, die entsprechende Angebote bereithalten, bewusst sein und stets abklären, ob ihr Setting diese Kontrolle leisten kann. Ansonsten müssen therapeutische Angebote für einen Jungen abgelehnt und er an andere, besser geeignete Institutionen verwiesen oder abgegeben werden. Zudem wird erwartet, dass die therapeutische Arbeit zum Ergebnis hat, dass der Junge nicht mehr übergriffig wird. Dies ist so nicht zu gewährleisten und deshalb von Anfang an zu relativieren: Die therapeutisch Beteiligten können einschätzen, ob ein Junge sich auf ein Angebot einlässt (regelmäßig teilnimmt, offen berichtet, Vereinbarungen einhält, schwierige und intime Themen zu besprechen bereit ist etc.). Im Therapieverlauf kann je nach Einrichtung beurteilt werden, wie weit der Jugendliche im Alltag veränderte Verhaltensweisen einsetzt und erprobt (Selbstkontrolltechniken, Zuverlässigkeit der Rückmeldungen, Respekt vor Einschränkungen,

Verzicht auf Provokationen etc.). Und zuletzt kann eine Einschätzung vorgenommen werden hinsichtlich dessen, wie sehr ein Junge in Bezug auf die Befriedigung seiner emotionalen Bedürfnisse, die er durch die sexuellen Übergriffe zu erreichen versuchte, andere, neue Strategien erarbeitet hat und einsetzt. Damit ist eine Aussage darüber möglich, unter welchen Bedingungen weitere Übergriffe wahrscheinlich sind oder nicht. Diese Grenzen therapeutischen Handelns müssen bei der Auftragsklärung transparent und deutlich formuliert werden.

Fortsetzung Fallbeispiel: Kai

Für Kai bedeutet dies, dass ihm vermittelt wird, dass die Einschränkungen seines Ausgangs – er darf sich außerhalb der Gruppe nur in Begleitung von Erwachsenen bewegen – nicht der Bestrafung, sondern der Kontrolle dienen. Er soll nicht in Gefahr kommen, erneut sexuell übergriffig zu werden. Das versteht er: Es ist nicht sein Interesse, noch mehr Strafanzeigen zu erhalten oder gar in Haft zu müssen. Dies droht ihm aber, sollte er in der Einrichtung sexuell übergriffig werden. Er versteht auch, dass die Justiz Interesse an seiner Zusammenarbeit mit der therapeutischen Einrichtung hat und dass er durch eine gute Zusammenarbeit nicht nur in die Lage kommen kann, sich zu kontrollieren, sondern dass dies auch dazu führen kann, dass er ein für ihn günstigeres Urteil (z. B. kürzere Haftstrafe) bekommen kann.

4.1.1.5 Herstellung eines juristischen Kontextes

Auf der anderen Seite bedeutet therapeutische Arbeit mit sexuell übergriffigen Jungen auch immer, dass ein Kontext hergestellt werden muss, der sie und auch – falls vorhanden –- die Familie motiviert, die oft lange und intensive und auch für die Jungen selbst emotional belastende Zusammenarbeit durchzuhalten und nicht vorzeitig abzubrechen. Zur Dauer kann gesagt werden, dass die Phase, in der die meisten Jungen als »Besucher« im Sinne von Steve des Shazer betrachtet werden müssen, durchschnittlich bis zu drei Monaten umfasst. Bei einigen Jungen sind schnellere Verläufe zu beobachten: Sie werden von ihren Bezugssystemen dann motiviert und verfügen zudem meist über eine stabile Option der Rückkehr in dieses Bezugssystem. Aus systemischer Perspektive bedeutet dies zum einen, die Annahme der Kontextabhängigkeit von Verhalten so zu nutzen, dass eben ein Kontext hergestellt wird, der die Zusammenarbeit mit den betreffenden Jungen erst ermöglicht.

Zum anderen benötigt die die Therapie durchführende Institution und benötigen die therapeutisch Tätigen Unterstützung im Umgang mit der Verantwortung für diese Klienten durch andere gesellschaftliche Institutionen: So ist bei einem vorzeitigen Therapieabbruch – beispielsweise für den Fall, dass ein Junge sich auf eine Zusammenarbeit nicht einlässt – ein Kontext notwendig, der die Verantwortung für den Schutz von Kindern, Jugendlichen und Erwachsenen vor möglichen weiteren Übergriffen dieses Jungen übernimmt.

Hierzu geeignet ist die Herstellung und Nutzung eines »juristischen Kontexts« (Rotthaus u. Gruber 2005). Er entsteht zunächst durch die Erstattung einer Strafanzeige bezüglich des sexuell übergriffigen Verhaltens. Durch diesen Kontext werden mächtige Instanzen mit weitreichenden Kompetenzen ins Boot geholt, insbesondere die Justiz. Sie wird von den betreffenden Jungen meist als so mächtig erlebt, dass dadurch zunächst ihre Anwesenheit im Rahmen therapeutischer Angebote sichergestellt wird. Konkret bedeutet dies, dass eine Strafanzeige erstattet wird. (Jeder Beteiligte, der von einer Straftat Kenntnis erlangt, kann dies tun. Meist werden die Jungen von den Eltern der Geschädigten, den Geschädigten selbst, den eigenen Eltern oder von anderen Erwachsenen angezeigt. Es gibt auch die Möglichkeit einer Selbstanzeige durch die Jungen.)

Diese Tatsache der Strafanzeige führt meist dazu, dass die Jungen annehmen, dass ihnen z. B. Inhaftierung droht, wenn sie mit einer Aufnahme in eine entsprechende Gruppe nicht einverstanden sind. Oft ermöglicht es ihnen diese Annahme dann, z. B. im vorher dargestellten Vorstellungsgespräch die sexuellen Übergriffe zu schildern. Manchmal ist notwendig, dass die Motivation hierzu durch eine polizeiliche Vernehmung vor dem Vorstellungsgespräch erhöht wird. Der nächste Schritt wäre die Erhebung einer Anklage durch die Staatsanwaltschaft und die damit verbundene Terminierung eines Gerichtsverfahrens.

Auch während des Gerichtsverfahrens ermöglichen Richter oft noch – oder suchen zusammen mit den anderen Prozessbeteiligten (z. B. der Jugendgerichtshilfe) – eine Vorstellung in einer geeigneten Einrichtung. Es kann auch eine Verurteilung zu einer Freiheitsstrafe auf Bewährung erfolgen, die mit der Auflage verbunden ist, therapeutische Unterstützung in stationärer oder ambulanter Form aufzusuchen. Diesen Bewährungsauflagen müssen die Jungen und ihre Sorgeberechtigten immer zustimmen, sie erfolgen sozusagen »auf freiwilliger Basis«. Als weitere Steigerung des »Zwangscharakters« des juristischen Kontextes kann die Möglichkeit einer vom Gericht angeordneten »Vorbewährung« für die Jungen angesehen werden: Die Jungen müssen sich dann über einen vorher vom Gericht festgelegten Zeitraum in einer therapeutischen Einrichtung bewähren, um überhaupt die Möglichkeit eröffnet zu bekommen, dass die ausgesprochene Freiheitsstrafe zur Bewährung ausgesetzt wird. Letztendlich werden auch Jungen aus Haftanstalten heraus vorgestellt: Sie erhalten dann die Möglichkeit, nach einer vorher definierten Mindestverbüßungszeit, meist nach zwei Dritteln der Haftstrafe, den Rest der Strafe zu Bewährung ausgesetzt zu bekommen, um sich aus der Haft heraus in eine therapeutische Gruppe zu begeben. All diese Möglichkeiten steigern den juristischen Druck des Zwangskontextes. Diese Steigerung ist notwendig, wenn geringerer Druck nicht ausreicht, um die Anwesenheit eines Jungen in einem therapeutischen Angebot oder seine Mitarbeit dort sicherzustellen.

Zu Beginn der Konzeptentwicklung des Gerhard-Bosch-Hauses wurde auch mit Jungen gearbeitet, die lediglich auf Verlangen der Eltern aufgenommen worden waren. Dabei stellte es sich heraus, dass dieser Kontext nicht so tragfähig war, dass eine oft für die Eltern und die Jungen lange und schmerzhafte Trennung bis zum Ende der von den therapeutischen Mitarbeitern für notwendig eingeschätzten Dauer einer therapeutischen Zusammenarbeit nicht durchgehalten werden konnte. Die betroffenen Eltern brachen dann häufig den Aufenthalt in der therapeutischen Gruppe mit dem Argument ab, der Junge habe sich doch schon deutlich verändert und habe auch versprochen, nie wieder sexuelle Übergriffe zu begehen. Bei innerfamiliärem Missbrauch wurde auch das Argument angebracht, dass das Opfer sich wünschen würde, der betreffende Junge solle wieder nach Hause kommen, und außerdem gehe es ihm, dem Opfer, schon wieder deutlich besser.

Im Sinne von Steve de Shazer (1989) handelt es sich bei den Jungen zunächst um »Besucher«, d. h., die Jungen agieren zunächst ohne eigene Veränderungserwartung und ohne Leidensdruck (der auf die Übergriffe bezogen wäre; andere Formen des Leidens sind sicherlich vorhanden). Es ist dann Aufgabe der therapeutisch Verantwortlichen, diese Chance der Teilnahme der Jungen so zu nutzen, dass sie sich zu »Kunden« entwickeln können, d. h. eigene Anliegen, Ziele und Veränderungserwartungen sowie Leidensdruck in Bezug auf die sexuellen Übergriffe entwickeln.

Zudem bietet ein juristischer (Zwangs-)Kontext, d. h., wenn das übergriffige Verhalten angezeigt wurde, auch Möglichkeiten, Konsequenzen einzuleiten, die nur im Rahmen eines Strafverfahrens möglich sind: zum einen Auflagen, die die Teilnahme an Therapie unterstützen oder bestimmte weitere Wohnformen verlangen (z. B. in der Jugendhilfe), zum anderen auch die Möglichkeit einer strafrechtlichen Begutachtung im Sinne der §§ 20, 21 StGB. Im Falle von Einschränkungen im Bereich der Schuldfähigkeit kann so eine forensische Unterbringung nach § 63 StGB möglich und notwendig sein.

Im Sinne der Verteilung der Verantwortung für die Kontrolle der sexuell devianten Jungen bedeutet ein vorhandener juristischer Kontext, dass es immer »Mitspieler« aufseiten der Justiz gibt, die im Falle der Verweigerung eines Jungen, im Falle von unerlaubtem Verlassen der Therapieeinrichtung oder im Falle erneuter sexueller Übergriffe Grenzen zu setzen in der Lage sind: Es sind dann Anhörungen bei Gericht, Verhaftungen oder anderweitige Unterbringungen, veranlasst durch die Justiz, möglich. Die betreuende Einrichtung bleibt so davor verschont, in den oben beschriebenen Situationen handlungsunfähig werden zu müssen.

Das bedeutet, die Justiz ist die Kontrollinstanz, und die Kontrolle wird von den Mitarbeitern einer entsprechenden Einrichtung konkret ausgeübt, da die konzeptionellen Rahmenbedingungen entsprechend formuliert sind. So verlangt die Justiz die Anwesenheit eines betreffenden Jungen in einer Einrichtung, indem sie eine entsprechende Auflage erteilt. Die Einrichtung kontrolliert und dokumentiert ihrerseits die Anwesenheit des Jungen innerhalb der von ihr definierten Ausgangsregeln. Sie teilt der Justiz Verletzungen dieser Regeln mit, teilt mit, ob der Junge weiter in der Einrichtung bleiben kann. Die Justiz kann bei Verletzung der Auflage Konsequenzen wie z. B. eine Inhaftierung durchsetzen.

Besonders bedeutsam ist in diesem Zusammenhang, dass die Jugendlichen in der Regel annehmen, dass z. B. bei unerlaubtem Verlassen der Therapieeinrichtung oder erneuten sexuellen Übergriffen eine direkt Reaktion der Justiz erfolgt. Diese Annahme erlaubt es nach Einschätzung des Verfassers und entsprechenden Erfahrungen vielen Jugendlichen, die vorher eher als ungesteuert geschildert wurden, solche Begrenzungen problemlos einzuhalten!

Allen Jungen, die sich im Rahmen von Bewährungsauflagen in therapeutische Einrichtungen begeben, wird vom Gericht ein Bewährungshelfer zu Seite gestellt. Er erarbeitet mit dem jeweiligen Jungen und der betreuenden Einrichtung einen Bewährungsplan und teilt ihn dem Gericht mit. In regelmäßigen Kontakten mit seinem Klienten und der Einrichtung informiert sich der Bewährungshelfer über den Verlauf der therapeutischen Zusammenarbeit. Der Junge muss Entlassung und weitere Lebensführung mit dem Bewährungshelfer absprechen bzw. ihm Mitteilung davon machen. Wenn der Bewährungshelfer nicht einverstanden ist oder gar möglicherweise einen Verstoß gegen Bewährungsauflagen erkennt, kann er eine Anhörung bei Gericht beantragen. Das Gericht kann dann Entscheidungen treffen, die bis zur Aufhebung der Bewährung gehen können. Der Bewährungshelfer kann auch direkt diese Aufhebung beantragen (bei gravierenden Verstößen gegen die Auflagen). Zudem muss der Bewährungshelfer Straftaten seines Klienten, von denen er erfährt, dem Gericht mitteilen.

Der Bewährungshelfer ist in den beschriebenen Fällen die Schnittstelle zwischen dem von ihm betreuten Jungen, der Einrichtung und dem zuständigen Gericht. Er kann auch vor einer Einschaltung des Gerichtes versuchen, seinen Klienten z. B. zu einer intensiveren Mitarbeit zu motivieren.

Fortsetzung Fallbeispiel: Kai

Kai wartet in der ersten Zeit seines Aufenthaltes in der Gruppe auch darauf, dass »seine« Gerichtsverhandlung stattfindet. Das zuständige Gericht informiert sich aber bei der Gruppe, ob es sinnvoll sei, ihm noch etwas Zeit zu geben, damit er »Ergebnisse« der therapeutischen Zusammenarbeit vorweisen kann. Dies wird ihm von den Eltern und den zuständigen Mitarbeitern der Einrichtung auch so vermittelt. Dies motiviert ihn zusätzlich, und er stellt die Frage nach der Gerichtsverhandlung nun immer seltener. Als er schließlich die Ladung zur Verhandlung erhält und sich sein Rechtsanwalt meldet, um mit ihm den bisherigen Verlauf zu besprechen, ist Kai stolz: Er kann dem Rechtsanwalt berichten, dass er mittlerweile die motivationalen Hintergründe seiner sexuellen Übergriffe verstanden hat. Kai wird dann zu einer Jugendstrafe verurteilt, die zur Bewährung ausgesetzt wird (sie liegt bei 24 Monaten, das ist wichtig, da nur Jugendstrafen bis zu 24 Monaten zur Bewährung ausgesetzt werden können). Er stimmt der Bewährungsauflage, die Therapie so lange wie nötig fortzusetzen, zu und ist bereit, mit einem Bewährungshelfer zusammenzuarbeiten.

4.1.1.6 Vom Besucher über den Klagenden zum Kunden

Wie bereits dargestellt, befinden sich neu aufgenommene Jungen in der Regel im Status eines »Besuchers«, wie ihn Steve de Shazer (1989) charakterisiert (siehe Abschn. 4.1). Das Konzept der therapeutischen Einrichtung muss deshalb Angebote zur Verfügung stellen, die es dem Jungen erlauben, zunächst die Haltung eines »Klagenden«, d. h. eines Jungen ohne Veränderungserwartung, aber mit Leidensdruck, und dann die eines »Kunden«, d. h. eines Klienten mit Leidensdruck und Veränderungserwartung, zu entwickeln.

Die Haltung des »Klagenden« entsteht zumeist schnell und unproblematisch nach einer Aufnahme. Auslöser hierzu ist die Situation, in der sich der betreffende Junge nach einer Aufnahme befindet: Er ist erleichtert, einen Platz gefunden zu haben, meist aber auch traurig über die Trennung vom vorherigen Bezugssystem. Zudem sieht er sich intensiv mit der Notwendigkeit konfrontiert, offen mit seinen sexuellen Übergriffen umzugehen. D. h., er muss in verschiedenen Kontexten (siehe hierzu auch »Fallbeispiel: Kai«) immer wieder den Ablauf seiner sexuellen Übergriffe schildern. Die damit verbundenen, oft sehr unangenehmen Gefühle führen zu einem diffusen Leiden: Er fühlt sich nicht wohl, möchte »irgendwo anders« sein, »bedauert« seine sexuellen Übergriffe, ist bereit, »alles zu versprechen«, wenn er wieder in sein altes Bezugssystem zurückkehren könnte, hat aber keinerlei Idee, wie und an welcher Stelle er für sich Veränderung seiner Person erreichen könnte, die ihm ein möglichst schnelles, erfolgreiches Durchlaufen der Therapie ermöglichen würde. Die Jungen empfinden an dieser Stelle des Aufenthaltes meist intensives »Selbstmitleid«.

In der Zusammenarbeit mit den unterschiedlichen am therapeutischen Prozess beteiligten Mitarbeitern der Einrichtung, von denen jeder aus seiner unterschiedlichen Position heraus anders mit den Jungen in Kontakt kommen, können die Jungen beginnen, ihr »Leiden« durch konstruktive Schritte zu seiner Beendigung zu ergänzen. Es sind einfache Fragen und Angebote, die am Beginn einer Entwicklung zum »Kunden« stehen: Ein Angebot, über das Leiden zu sprechen, kann es erleichtern zu erkennen - zumal wenn es mit konkreten Fragen aufseiten des Erwachsenen verbunden ist -, welche Handlungsmöglichkeiten es gibt, das Leiden zu beenden. Die Ausweglosigkeit, die sie empfinden, weil sie in einer Situation bleiben sollen, die sie nicht mögen und unter der sie leiden, führt dazu, dass sie meist gerne Angebote annehmen, die ihnen helfen, in kleinen Schritten diese Situation zu verbessern. Kleine Angebote zu kleinen Handlungsschritten, die zu kleinen Erfolgen führen und »Lust auf mehr machen« - so könnte man diese Situation der »Verführung, ein Kunde zu werden«, umschreiben.

Fortsetzung Fallbeispiel: Kai

Kai hat recht schnell verstanden, dass der beste Weg aus der Einrichtung über die Zusammenarbeit mit den Mitarbeitern im Rahmen der unterschiedlichen therapeutischen Angebote führt. Sein Heimweh, das Gefühl, »sein bisheriges Leben verloren« zu haben, die Unsicherheit, nicht zu wissen, wo er später (nach der Entlassung) wird leben können, die Angst, doch noch in Haft zu kommen, die Angst, die Eltern könnten den Kontakt zu ihm abbrechen – all das lernt er auszusprechen. »Reden hilft« steht im Zimmer des Therapeuten an der Wand. Und Kai lernt reden. Er spürt, dass dies guttut, und auch die anderen therapeutischen Angebote und die Kontakte mit den anderen Jungen vermitteln ihm das Gefühl, dass es einen »Ausweg« aus der ausweglos erscheinenden Situation gibt. Er kann sich vor diesem Hintergrund auf die Angebote einlassen und wird mutiger: mutiger, indem er offener über sich berichtet (Gedanken, Wünsche, Gefühle und sexuelle Interessen). Wenn er gelobt wird, erlaubt er es sich, stolz zu sein. (»Wer mutig war, darf stolz sein« - auch das steht im Zimmer des Therapeuten an der Wand.)

4.1.1.7 Auftragsklärung mit den Jugendlichen

Der gesamte Prozess der Auftragsklärung mit den Jungen bedeutet, dass, ausgehend vom gesellschaftlichen Auftrag der Verhinderung weiterer sexueller Übergriffe, individuelle Ziele erarbeitet werden müssen, die ihnen die Erreichung dieses Hauptzieles ermöglichen. Oben wurde bereits dargestellt, dass eines der ersten und von den Jungen meist bereits nach kurzer Zeit selbst formulierten Anliegen darin besteht zu verstehen, »wie es zu den sexuellen Übergriffen kommen konnte«. Dieses Anliegen lässt sich im Prozess der Auftragsformulierung zusammen mit den Jungen zu einem Auftrag umformulieren: Sie müssen Verständnis ihrer sexuellen Übergriffe als Voraussetzung dafür ansehen, sich zukünftig kontrollieren zu können, bzw. lernen, alternative Handlungen einzusetzen, die sie zum selben Ziel führen, wie dies die sexuellen Übergriffe sollten.

Fortsetzung Fallbeispiel: Kai

Kai kann, ausgehend von seinem Wunsch zu verstehen und dem Auftrag an den Therapeuten, ihm zu einem solchen Verständnis zu verhelfen, wie es zu seinen sexuellen Übergriffen kommen konnte, weitere Aufträge entwickeln: Er möchte z. B. seine sexuellen Interessen »sortieren« – ihm ist hier vieles unklar, d. h., er hat »Angst, auf kleine Kinder zu stehen«. Er verspürt aber auch sexuelle Interessen in Bezug auf gleichaltrige Mädchen. Er möchte auch mit seinen Eltern über die Übergriffe sprechen, da er spürt, dass sie bei Besuchen dieses Thema hartnäckig vermeiden. Er erteilt so den Auftrag, ein Gespräch mit seinen Eltern zu organisieren und ihn zu unterstützen, in Bezug auf dieses Thema auch mit ihnen Offenheit herstellen zu können. Und er möchte lernen, sich besser gegenüber anderen Jungen behaupten zu können. Dies fällt ihm nach wie vor schwer.

4.1.1.8 Auftragsklärung mit den Eltern oder den sonstigen wichtigen Bezugspersonen

Eltern und alle anderen wichtigen Bezugspersonen, die in Zukunft Kontakt zu den Jungen (während des therapeutischen Prozesses und danach) halten wollen, zu denen sie vielleicht auch zurückkehren können, formulieren immer zuerst das Anliegen, dass der betreffende Junge nie wieder sexuell übergriffig werden soll. Für das Erreichen dieses Anliegens sind sie meist bereit, allen Maßnahmen zuzustimmen, die von professioneller Seite (Justiz, Jugendamt, therapeutischer Einrichtung) vorgeschlagen werden. Grundlage dieses Anliegens ist eine massive emotionale Erschütterung, die, wie oben bereits beschrieben, durch Gefühle wie Angst, Entsetzen, Enttäuschung, Schuld oder Wut gekennzeichnet ist. Bei Eltern besteht trotzdem auch hier meist eine starke Ambivalenz: Sie wünschen sich, dass die Familie zusammenbleiben kann, möglicherweise, dass nach einer Therapie des Jungen »alles wieder so wie vorher« wäre. Vor diesem Hintergrund findet die weitere Differenzierung des oben erwähnten übergeordneten Auftrags statt. Diese Differenzierung erfolgt jedoch meist später, d. h. erst, wenn der Therapieprozess des Jungen schon weiter fortgeschritten ist. Der Junge hat dann bereits seine Übergriffe offengelegt und die

Eltern damit konfrontiert. Er hat den emotionalen Nutzen seiner Übergriffe verstanden. Er hat für sich erarbeitet, dass er erste unbegleitete Ausgänge unternehmen kann usw. Dann steht an, mit den Eltern über zukünftige Kontakte und ein mögliches weiteres Zusammenleben zu sprechen. Welche Vorstellungen haben die Eltern hierzu? Soll er die Familie besuchen, auch wenn vielleicht ein Opfer in der Familie lebt? Soll er wieder in die Familie zurückkehren? Mit welchen gut geplanten Schritten soll dies geschehen?

Fortsetzung Fallbeispiel: Kai

Die Eltern sind sehr angespannt, als Kai ihnen detailliert seine sexuellen Übergriffe schildert. Er begründet dies damit, dass sie ihn auch »so« kennenlernen müssten, schließlich gehöre »das« auch zu ihm. Und wenn es eine Chance auf Rückkehr in die Familie geben sollte, müssten sie »das alles« wissen. Im Gespräch gelingt es den Eltern – angeregt durch die große Offenheit ihres Sohnes –, ihrerseits offen über ihre Gefühle zu sprechen: Sie schildern ihm ihre Wut, ihre Enttäuschung, ihre Angst, er könne dies immer wieder machen, und ihre Liebe zu ihm, die immer noch besteht. Die Eltern erarbeiten für Kai den Auftrag, ihnen Sicherheit zu geben, dass er solche Übergriffe nie wieder verüben werde. Falls er diese Sicherheit nicht geben könne, möchten sie mit ihm und den Therapeuten überlegen, wo er dann leben kann, damit das Risiko solcher Übergriffe minimiert wird. Sie fragen, wie viel Kontrolle Kai dann benötigen wird, um in dieser Hinsicht straffrei zu leben. Dieses Thema wird als Auftrag der Eltern in der Zukunft immer wieder eine große Rolle spielen und ist eng mit der zukünftigen Entwicklung Kais verbunden.

4.1.2 Allparteilichkeit

Allparteilichkeit ist die Fähigkeit, für alle Familienmitglieder gleichermaßen Partei zu ergreifen, die Verdienste jedes Familienmitgliedes anzuerkennen und sich mit allen Seiten ambivalenter Beziehungen identifizieren zu können (von Schlippe u. Schweitzer 2012, S. 205). In dieser Definition sind zunächst Personen erwähnt, für die gleichermaßen Partei ergriffen werden soll: Wie bereits angedeutet, finden Gespräche, ausgelöst durch sexuelle Übergriffe, meist in einer Situation statt, die emotional erheblich aufgeladen ist. Oft genügt schon die Information, dass sexuelle Übergriffe stattgefunden haben, dafür, dass die beteiligten Personen sehr gegen den Täter als Person, nicht nur gegen seine Tat eingenommen sind. Beteiligte Erwachsene reagieren aus den unterschiedlichsten Gründen sehr erschüttert und aufgewühlt. Werden die Übergriffe dann notwendigerweise konkret geschildert, übersteigt das oft die Fähigkeit der Erwachsenen, überhaupt noch zuhören zu können. Zugewandte Neugier gegenüber der Person der Jugendlichen, wie oben beschrieben, und zugleich Parteilichkeit mit der Betroffenheit der anderen Beteiligten sind nur möglich, wenn die Täter als Person wahrgenommen und nicht auf ihr »Tätersein« reduziert werden. Hilfreich ist dabei ein bewusster Bezug auf die den therapeutisch Verantwortlichen zukommende Aufgabe: ein Verständnis für den Sinn und den subjektiven Nutzen der sexuellen Übergriffe für den Täter zu entwickeln.

Fortsetzung Fallbeispiel: Kai

So war es im Falle von Kai wichtig im Vorstellungsgespräch, die mit großer Scham und Angst verbundenen Bagatellisierungen und Leugnungen bei den Schilderungen seiner sexuellen Übergriffe (die Mädchen waren einverstanden, haben sich nicht gewehrt, er habe nicht seinen Penis an ihrer Scheide gerieben) zu respektieren und auch den Eltern zu verstehen zu geben, dass respektiert wird, dass sie ihrem Sohn hier Glauben schenken. Werden die Mindestanforderungen – wie im Falle Kai – für eine Aufnahme erfüllt, erhält der betreffende Junge später Gelegenheit, seine Schilderungen zu vervollständigen.

Letzteres bedeutet zugewandte Neugier auch in Bezug auf das übergriffige Verhalten des Jungen. Ebenso ist eine solche Haltung auch gegenüber den begleitenden Erwachsenen notwendig: Für ihre Ablehnung, ihre Wut und ihre Verzweiflung muss ebenso Partei ergriffen werden wie für die Scham, die Ohnmacht und die Angst des Jungen, die während der Schilderung der Übergriffe deutlich werden. Zum Verständnis von Allparteilichkeit gegenüber dem Verhalten des Jungen ist es auch hilfreich, deutlich zu machen, was nicht Aufgabe der therapeutisch Verantwortlichen ist: Sie müssen nicht herausfinden, was der Junge »wirklich« getan hat. Es ist nicht ihre Aufgabe, die Wahrheit herauszufinden. Die entsprechenden Rollen werden von Polizei und Staatsanwaltschaft professionell und effizient besetzt. Es ist auch nicht ihre Aufgabe, zu bewerten oder zu be- oder verurteilen. »Richter« zu sein steht anderen Beteiligten zu. Die Zusammenarbeit im Rahmen eines therapeutischen Prozesses bleibt vor dem Hintergrund des skizzierten juristischen Kontextes immer in der Verantwortung des Jungen. Kommt er ihr nicht nach, indem er z. B. im stationären Setting fundamentale Regeln der Einschränkung der Bewegungsfreiheit nicht einhält, muss die Zusammenarbeit beendet werden. Dann ist es die Verantwortung der zuständigen juristischen Instanzen, Konsequenzen zu ziehen. Damit dies gelingt, muss zu Beginn jeder Zusammenarbeit mit einem Jungen mit dem zuständigen Richter, Staatsanwalt oder auch Rechtsanwalt Kontakt aufgenommen werden. Wichtig ist dabei ein direkter Kontakt mit den zuständigen Personen, nicht mit der anonymen Institution, die diese Personen vertreten. Es muss über die Tatsache, dass ein Junge sich in der Therapieeinrichtung aufhält, informiert werden, und die Bedingungen des Aufenthaltes müssen transparent und für Laien nachvollziehbar dargestellt werden.

Die Verhaltens- und Erlebensweisen (oder auch die »Verdienste«, wie in der Definition von Allparteilichkeit angesprochen) von unterschiedlichen beteiligten Personen sind nach der Aufdeckung sexueller Übergriffe zudem extrem ambivalent:

Dieses dritte Element der Definition, d. h. die »ambivalenten Beziehungen«, verlangt, dass die große Ambivalenz der Beziehungen der beteiligten Eltern zu ihrem Sohn ernst genommen werden muss: Täter und Opfer in einer Familie gerecht zu werden ist eine große Herausforderung. Und Eltern, deren Sohn Kinder in der Nachbarschaft missbraucht hat, sind oft offenen Anfeindungen ausgesetzt. Trotzdem bleibt der Täter auch das Kind der Eltern. Ist der Jugendliche im Rahmen einer stationären Jugendhilfemaßnahme untergebracht, sieht sich die Jugendhilfeeinrichtung oft durch ein Bekanntwerden sexueller Übergriffe in ihrer Existenz bedroht. Andererseits haben die Betreuerinnen und Betreuer oft schon eine sehr lange Beziehung zum ihm.

In diesem besonderen Fall kann es gelingen, bestimmte Mitarbeiter der »abgebenden« Einrichtung dafür zu gewinnen, weiter in Kontakt mit dem Jungen zu bleiben. Dies lässt sich, wenn dazu Bereitschaft aufseiten der Mitarbeiter besteht, häufig über das zuständige Jugendamt auch finanziell vergüten. Es werden dann Besuche oder Telefonate zwischen dem Jungen und entsprechenden Mitarbeitern der Einrichtung verbindlich vereinbart, sodass nicht mit der Aufnahme in die Therapiegruppe alle bisherigen wichtigen Beziehungen aufhören zu existieren.

Fortsetzung und Schluss Fallbeispiel: Kai

Wäre bei Kais Vorstellungsgespräch darauf beharrt worden, dass er direkt alle Vorwürfe einräumen muss, wäre er vermutlich emotional überfordert gewesen, und seine Eltern hätten sich an dieser Stelle mit ihm verbündet, um ihren Sohn zu schützen. Sie hätten die Gelegenheit genutzt, der positiven Seite ihrer ambivalenten Beziehung zu ihm den Vorrang zu geben. Vermutlich wäre dann keine Aufnahme zustande gekommen: In eine Einrichtung, die ihren Sohn so schlecht behandelt, geben fürsorgliche Eltern ihr Kind nicht. Zudem hätte die Aufgabe der beschriebenen Bagatellisierungen und Leugnungen die Eltern zusätzlich unter Druck gesetzt. Auch die Eltern müssen zunächst mit einer Version der sexuellen Übergriffe leben, die ihnen den Kontakt zum Sohn weiter ermöglicht, ihre ambivalente Beziehung auch nicht zu sehr in die negative Richtung beeinflusst. An dieser Stelle hätte es dann auch zu einem Abbruch des Kontakts der Eltern zum Sohn kommen können. Beide Ergebnisse sind für den Jungen, die Eltern und auch für die Einrichtung nicht wünschenswert!

4.1.3 Die Jugendlichen und ihre Familienmitglieder als Experten

Die Jugendlichen sind Experten für ihr Verhalten, ihr Erleben und auch ihre Veränderung in dem Sinne, dass nur sie beurteilen können, welche »Lösung« für sie die passende ist. Sie benötigen allerdings Unterstützung darin, für die notwendigen Schritte zur Veränderung Verantwortung zu übernehmen und die Ressourcen, die sich aus einem erweiterten Verständnis seiner Person ergeben, auch für sich zu nutzen. Die meisten Jungen haben zu Beginn eines therapeutischen Prozesses wenig Bewusstsein bezüglich ihrer Gefühle und ihrer Motive, die dem übergriffigen Verhalten zugrunde liegen. Oft existieren z. B. bei in Jugendhilfe untergebrachten Jugendlichen große biografische Lücken. Diese machen es den Jugendlichen schwer, sich als Mensch zu begreifen, der in seiner Entwicklung Kontinuität aufweist. Zudem erscheinen viele Verhaltensweisen, die den Jungen, oberflächlich betrachtet, »nur schaden«, vor dem Hintergrund der eigenen Biografie oft subjektiv angemessen und sinnvoll. Vielfach liegen beispielsweise eigene Erfahrungen mit selbst erlebter Gewalt oder sexuellen Übergriffen vor, die von den Jungen für das eigene Selbstverständnis und für die Entwicklung eines Verständnisses für die Opfer jedoch nicht genutzt werden können.

Kommt ein betreffender Junge aus einer Familie, d. h., gibt es Eltern, zu denen Kontakt besteht, dann sind die Eltern die wichtigsten Personen für ihren Sohn und für seine Entwicklung. Es ist absolut notwendig, ihre elterlichen Kompetenzen in Bezug auf ihren Sohn zu nutzen, um ihm eine gute Zusammenarbeit im Rahmen des therapeutischen Prozesses zu ermöglichen. Shelef et al. (2005) konnten nachweisen, dass sich die Allianz des Therapeuten mit den Eltern positiv auf seine Allianz mit dem Jugendlichen auswirkt und zu geringeren Dropout-Raten führt. Manche Eltern haben sich in den Augen des Sohnes bereits dadurch klar positioniert, dass sie es waren, die die Strafanzeige erstattet haben. »Ich wollte ihm ein klares Stoppschild setzen«, äußerte eine Mutter, nachdem sie mit ihm bei der Polizei gewesen war.

Oft ist es aber auch notwendig, dass die Eltern »elterliche Präsenz« (Omer u. von Schlippe 2002) entwickeln, damit die Fähigkeit der Eltern gefördert wird, ihren Sohn wirkungsvoll zu unterstützen.

Aber auch für sich selbst sind die Eltern Experten: Sie verdienen, dass man ihren Umgang mit den sexuellen Übergriffen und der damit verbundenen Emotionalität als denjenigen Umgang respektiert, der am besten zu ihrer meist hochgradig emotional ambivalenten Situation passt. Wenn Eltern leugnen und bagatellisieren, dann tun sie das aus gutem Grund – um überhaupt in ihrer Rolle als Eltern bleiben zu können (und möglicherweise sind beide, Täter und Opfer, ihre Kinder) und um mit eigenen und von außen formulierten Schuldvorwürfen umgehen zu können. Diese Leugnungs- und Bagatellisierungsmechanismen, die zu Beginn jeder Zusammenarbeit mit Familien, in denen ein Mitglied als »Täter« entlarvt wurde, typisch sind, verdienen Respekt und angemessene Würdigung (Barret a. Tepper 1997)!

4.1.4 Zukunftsorientierung

In der therapeutischen Arbeit mit sexuell auffälligen Jungen bedeutet das Prinzip der Zukunftsorientierung zunächst, die Frage zu stellen: »Wie willst du sicherstellen, in Zukunft keine Menschen mehr durch sexuelle Übergriffe zu schädigen«? Diese Frage steht für jeden Jungen quasi als Überschrift über dem gesamten Aufenthalt in der therapeutischen Gruppe und wird konkret und kleinschrittig im Therapieverlauf immer wieder formuliert.

Zudem kommt das Prinzip der Zukunftsorientierung in zwei weiteren Fragestellungen zum Tragen: *Zum einen* wird früh erarbeitet, welchen Sinn und welchen subjektiven Nutzen die sexuellen Übergriffe hatten. Und es werden Alternativen zum Erreichen dieses Nutzens überlegt und erarbeitet. Die Jungen sind meist von Anfang an sehr daran interessiert, eine Antwort auf die Frage »Warum habe ich die sexuellen Übergriffe begangen?« zu erfahren oder zu erarbeiten. Sie haben meist keinen Zugang zu ihrer Motivation, fühlen sich an dieser Stelle sich selbst gegenüber fremd und verstehen zudem schnell, dass ein Verständnis der eigenen Person Voraussetzung für die Entwicklung von Steuerung der eigenen Handlungen sein kann. Die oben formulierte Frage »Wie willst du sicherstellen, in Zukunft keine Menschen mehr durch sexuelle Übergriffe zu schädigen«? kann also eher beantwortet werden, wenn die Jungen sich mit Fragen wie »Was hast du von den sexuellen Übergriffen gehabt?«, »Welche positiven Gefühle haben dir die sexuellen Übergriffe verschafft?«, »Wie hast du dich unmittelbar bei den sexuellen Übergriffen gefühlt« beschäftigen. Dies sind für die meisten Jungen ungewöhnliche Fragen, sind sie doch bisher nicht auf die Idee gekommen, dass ihnen die sexuellen Übergriffe irgendeinen positiven (emotionalen) Nutzen verschafft hätten! Zudem haben sie oft große Schwierigkeiten darin, ihre eigene Emotionalität zu beobachten und wahrzunehmen, und sie kennen an Begrifflichkeit zur Beschreibung von Gefühlen hier nur das Wort »gut« oder »mies«. Erst wenn der Nutzen der sexuellen Übergriffe erarbeitet wird, kann darangegangen werden, Alternativen zur Erreichung dieses Nutzens zu erarbeiten.

Es wird dabei eng an den Möglichkeiten und Kompetenzen der Jungen orientiert vorgegangen. Diese Alternativen müssen sehr konkret erarbeitet werden, damit den Jungen Möglichkeiten an die Hand gegeben werden, in konkreten Schritten entsprechend ihren Möglichkeiten und Kompetenzen Erfahrungen mit diesen neuen Verhaltensweisen zu sammeln, die sie - möglichst durch positive Rückkoppelung - ermuntern, weitere Schritte zu unternehmen. Das erfordert aufseiten der Jungen meist Mut und Risikobereitschaft, und die Möglichkeit eines Scheiterns sollte einkalkuliert werden. Positiv umgedeutet, bietet ein Scheitern im Rahmen pubertärer Entwicklungen, das von therapeutischer und pädagogischer Seite aufgefangen wird, die besten Chancen für eine Weiterentwicklung! Konkret kann das beispielsweise bedeuten, im Alltag der Jungen mit ihnen zusammen nach Situationen zu suchen, in denen sie es nicht schaffen, ihre Anliegen zu vertreten. Können sie sich z. B. in Gruppen, in denen die Jugendlichen ihre Stationsaufgaben verteilen, dagegen wehren, immer die aufwendigsten Arbeiten annehmen zu müssen? Wenn sie das nicht können: Wie können sie in kleinen Schritten dahin kommen, sich besser zu vertreten? Wenn es gelingt, müssen mit ihnen die dabei entstehenden positiven Gefühle fokussiert werden. Häufig muss mit ihnen zusammen dann erst erarbeitet werden, was sie empfinden, und dass sie stolz auf sich sein können. Der Blick ist so nach vorne zu richten, und zukünftige Erfahrungen sind in den Fokus zu nehmen. Scheitern muss als völlig normale Erfahrung gewertet werden, die wichtige Informationen darüber mit sich bringt, wie zukünftige mutige Schritte geplant werden können.

Fallbeispiel: Gregor

Gregor hat unter leichter Alkoholisierung mehrfach Frauen in seiner Wohnumgebung auf der Straße attackiert: Er hat sie von hinten angegriffen, an Brüsten und an der Scheide angefasst, geriet manchmal, wenn die Frauen sich wehrten, in Rangeleien, bei denen die Frauen, wenn sie zu Fall kamen, sich auch verletzten, und lief immer schnell weg. Er sprach zu Beginn des Aufenthaltes nur mit leiser Stimme, konnte in Familiengesprächen keinerlei eigene Meinung oder Anliegen vertreten und äußerte sich vor der Gruppe am liebsten gar nicht. Er hielt sich für hässlich, woran auch eine widersprechende Rückmeldung der Mitarbeiterinnen nichts änderte. Trotz guter Intelligenzleistung, die sich in einem Realschulabschluss ausdrückte, hatte er keinerlei Selbstvertrauen in seine Leistungsfähigkeit, z. B. auf handwerklichem Gebiet. Da er nicht mehr schulpflichtig war, wurde er in der Metallwerkstatt betreut. Dort sollte er zunächst einfache Metallbearbeitungstechniken lernen. Da er sich dies überhaupt nicht zutraute, verweigerte er es, bzw. wenn er es versuchte, misslangen diese Arbeiten vollständig. Bis eines Tages der sehr geduldige Arbeitsanleiter ihm ankündigte, er werde ihm beibringen zu schmieden.

Da diese Tätigkeit unter den Jungen als sehr hochwertig angesehen war und da die Tatsache, dass er schmieden lernen dürfe, von Gregor zu Recht als Auszeichnung verstanden wurde, strengte er sich sehr an, gab nicht auf und schaffte es, zur Zufriedenheit des Arbeitsanleiters zu arbeiten. Er selbst war überglücklich über diese Erfahrung. Er erlaubte sich auch, stolz zu sein, und es gelang ihm, die ganzen positiven Gefühle, die mit dieser Erfahrung verbunden, waren nach und nach zu benennen. Er lernte, entsprechende Begriffe unterschiedlichen Gefühlen zuzuordnen. In der Folge wurde er auch im Bereich der sozialen Interaktion in der Gruppe mutiger: Er setzte kleine Anforderungen um wie zum Beispiel, sich in der Diskussion über das Fernsehprogramm für seine Interessen einzusetzen. Er erkannte zunehmend, wo er seine Interessen bisher nicht vertreten hatte, und wählte – mit Unterstützung – immer sicherer Ziele, die er erreichen konnte. So besprach er zuletzt - zwar noch vorsichtig - mit seiner Mutter, welche Einschränkungen zu Hause er nicht mehr altersangemessen fand.

Zum Zweiten bedeutet Zukunftsorientierung im Rahmen der therapeutischen Arbeit mit sexuell auffälligen Jungen auch, mit ihnen an ihrer Zukunftsperspektive zu arbeiten. Dabei steht das Bedürfnis der Jungen zu wissen, wo sie zukünftig, d. h. heißt nach Abschluss der therapeutischen Arbeit, leben können, ganz im Vordergrund. Denn diese Frage ist bei den meisten völlig unklar. Es motiviert die Jungen aber ungemein, wenn sie wissen, wofür, d. h. für welche zukünftige Lebenssituation, sie sich auf einen therapeutischen Prozess einlassen. Häufig sind Familien nicht mehr bereit oder in der Lage, solche Jungen wieder als bei ihnen lebendes Mitglied aufzunehmen. Oder sie sind bereit, sie wieder aufzunehmen, können sich dies aber nur unter der Bedingung des »Wir tun so, als ob nichts gewesen wäre« vorstellen. Dies ist dann mit den therapeutischen Entwicklungen der Jungen meist nicht kompatibel. Zudem ist letztere Haltung den Opfern, die - handelt es sich um Geschwister - in der Familie leben, nicht zumutbar; und dies wird auch von den betreffenden Jungen meist so gesehen.

Jugendhilfeeinrichtungen, die den Jugendlichen teilweise sehr lange mit der Idee eines Familienersatzes betreut haben, brechen die Beziehung oft mit Aufdecken der sexuellen Übergriffe vollständig ab. Das bedeutet, dass der betreffende Junge oft keinerlei Bezugssystem nennen kann, in dem er in Zukunft zu Hause sein kann. Nur selten gelingt es, neue Beziehungen, etwa zu anderen Gruppen oder zu einzelnen ehemaligen Betreuern, zu etablieren, die dann Kontinuität erlauben. In dieser Situation kommen dann oft Kontakte zu längst »vergessenen« Familienmitgliedern ins Spiel, die auch oft über »soziale Medien« im Internet entstehen. Die Jugendlichen beginnen dann konkret damit, im Internet, z. B. auf Facebook, nach Verwandten zu suchen. Es ist möglich, dass dann Personen gefunden werden, die z. B. als »Vater« identifizierbar sind, an die aber keinerlei persönliche Erinnerung mehr besteht. Zwei Reaktionsweisen dieser Verwandten sind dabei interessant und häufig anzutreffen: Nach einer ersten Idealisierung kommt der Schock über das, was der Junge gemacht hat (sexuelle Übergriffe), und dann ein erneuter Rückzug. Oder es finden Leugnung und Bagatellisierung der sexuellen Übergriffe statt, und es erfolgen Schuldzuschreibungen in Richtung Justiz und Jugendamt. Letzteres kann zum Abbruch der therapeutischen Zusammenarbeit mit dem Jungen führen, wenn es nicht gelingt, diese Familienanteile mit ins Boot zu holen. Oder der Junge bricht den Kontakt von sich aus zu diesen wiederentdeckten Familienangehörigen erneut ab, da er sich auf seiner aktuellen Entwicklungsstufe einen Kontakt mit diesen Verwandten nicht vorstellen kann.

Es geht bei dieser Ausprägung des Themas »Zukunftsorientierung« also auch darum, mit dem Jungen und den relevanten Beteiligten (Eltern, Familie im weiteren Sinne und Jugendämtern) eine tragfähige Lebensperspektive zu entwickeln. Die Spannweite der dabei vorhandenen Möglichkeiten ist groß: Je nach Ressourcen des Jungen kann es sich dabei um ein Leben in einer eigenen Wohnung dort handeln, wo Kontakte zu wichtigen Bezugspersonen möglich sind, oder im anderen Extrem kann dies eine Unterbringung in einer Einrichtung bedeuten, in der »Wohnen und Arbeit« unter einem Dach angeboten wird, z. B. bei Vorliegen einer »seelischen Behinderung« nach § 35a SGB VIII.

In der konkreten Arbeit bedeutet dies, dass möglichst früh im Verlauf einer Zusammenarbeit zunächst mit dem Jungen über seine Wünsche an die Zukunft gesprochen werden muss. Wünschen darf man sich alles und ohne sich Einschränkungen auferlegen zu müssen! Diese Wünsche werden dann in der gemeinsamen Arbeit mit der Realität konfrontiert. Das kann heißen, dass Erwachsene (Familienmitglieder, Jugendamtsmitarbeiter oder Vertreter von Jugendhilfeeinrichtungen) in Gesprächen gebeten werden, sich zu den Wünschen des Jugendlichen zu äußern, sie als erfüllbar (vielleicht unter Bedingungen) oder unerfüllbar einzuschätzen. Wichtig ist dabei, dass der Jugendliche seine Wünsche vertritt, dass er in eine Auseinandersetzung mit den Erwachsenen geht, dass er Erfahrungen sammelt, die er wiederum mit seinem Therapeuten be- und verarbeiten kann. Ein solcher Prozess, positiv gestaltet, erlaubt dem Jungen – zusätzlich zur Klärung einer Zukunftsperspektive –, sich auch als selbstwirksam zu erleben und stolz auf sich zu sein!

Fortsetzung und Schluss Fallbeispiel: Gregor

Für Gregor bestand übrigens das Angebot, nach Hause zu den Eltern zurückzukehren. Diese Perspektive hatte ihn bis zum Ende des Aufenthaltes gestützt und mit motiviert, sich auf den therapeutischen Prozess einzulassen. Zuletzt verliebte er sich jedoch in ein gleichaltriges Mädchen, und beide schafften es, gegen den Widerstand der Eltern des Mädchens diese Beziehung weiterzuführen. Er entschied sich dann, nicht mehr nach Hause zurückzukehren, sondern sich im Umfeld der Einrichtung eine Lehrstelle zu suchen. Alle diese Aufgaben formulierte er für sich selbst und bewältigte sie mit Unterstützung. Befragt, ob er sich zu Beginn des Aufenthaltes hätte vorstellen können, sich so zu orientieren, sich solche Schritte zuzutrauen, musste er herzhaft lachen!

4.1.5 Ressourcenorientierung

In ihrem Artikel *Ressourcenaktivierung* definieren Grawe und Grawe-Gerber (1999, S. 66)

> »jeden Aspekt des seelischen Geschehens und darüber hinaus der gesamten Lebenssituation eines Patienten, also z. B. motivationale Bereitschaften, Ziele, Wünsche, Interessen, Überzeugungen, Werthaltungen, Geschmack, Einstellungen, Wissen, Bildung, Fähigkeiten, Gewohnheiten, Interaktionsstile, psychische Merkmale wie Aussehen, Kraft, Ausdauer, finanzielle Möglichkeiten«

als eine positive Ressource. Sie bezeichnen dies als »das Potenzial eines Klienten.«

Entsprechend weit ist der Begriff der Ressource bei jugendlichen Klienten zu fassen – dies besonders auch deshalb, weil ein großer Teil der Jugendlichen über keinerlei Bewusstsein eigener Stärken verfügt. Die Frage »Was kannst du gut, worauf bist du stolz?« wird meist mit »Nichts« oder »Keine Ahnung« beantwortet. Dies korrespondiert mit einem sehr oft sehr gering ausgeprägten Selbstwertgefühl. Die Wahrnehmung eigener Stärken wurde häufig nicht unterstützt: Es wurde nicht nach ihnen gefragt, und was nicht bewusst ist, wird auch nicht bewusst eingesetzt werden.

Bei der Arbeit mit Jugendlichen ist es deshalb notwendig, einen Blick zu entwickeln, der die Jugendlichen ganzheitlich erfasst, der es erlaubt, auch Bereiche an Verhalten, Interessen und Gefühlen wahrzunehmen, die Erwachsene auf den ersten Blick nicht berücksichtigen: So ist es z. B. wichtig, die Fähigkeit der Jugendlichen zu beachten, in der Vergangenheit oft sehr viel Leiden und Kränkungen ertragen zu haben. Dies verlangt Respekt. Zudem haben sie oft - neben der Strategie, sexuell übergriffig zu werden - Wege gefunden, mit diesem Leiden umzugehen, Verhaltensweisen, die von Erwachsenen dann häufig »pathologisiert« werden.

So kompensieren Jugendliche, die ständigen Abwertungen von Gleichaltrigen ausgesetzt sind, diese Abwertungen häufig durch ein Eintauchen in oft sehr einfallsreich und kreativ ausgestaltete Fantasiewelten. Sie identifizieren sich dann mit starken und mächtigen, oft selbst erfundenen Figuren, die ihnen helfen, Krisen, die meist auf der emotionalen Ebene stattfinden, zu bewältigen. Diese Fähigkeit, sich in Fantasiewelten Unterstützung zu holen, um sich dadurch emotional zu entlasten, kann nicht hoch genug eingeschätzt werden: Wird sie in den Augen des Jugendlichen durch den Erwachsenen interessiert und neugierig wahrgenommen, dann wird ihm häufig der Zutritt zu dieser Fantasiewelt erlaubt. Er kann dies dann zusammen mit dem Jugendlichen dafür nutzen, Strategien zur Bewältigung der emotionalen Krisen in der Realität zu erarbeiten und zu erproben. Aus Fantasie kann Wirklichkeit werden.

Zudem ist es dann auch möglich, Hinweise auf mögliche Gewaltanteile zu erhalten, die in diesen Fantasiewelten häufig auftauchen. Bei gutem und vertrauensvollem Kontakt mit den Jugendlichen kann das Für und Wider bezüglich solcher Gewaltanteile abgewogen und können eventuell Alternativstrategien entwickelt werden. Die Fantasiegeschichten können gemeinsam so weiterentwickelt werden, dass der Jugendliche auf die Gewaltanteile verzichten kann – dies umso wahrscheinlicher, je mehr er in der Realität Verhaltensweisen »übt«, die Mut benötigen und ihn dann stolz machen.

Auch für die beteiligten Erwachsenen bietet die Arbeit mit den sexuell übergriffigen Jungen an dieser Stelle gute Möglichkeiten, eigene Ressourcen zu entdecken bzw. weiterzuentwickeln: Interessant für diese »Selbstentwicklung« der Erwachsenen sind hier Wahrnehmungen, die normalerweise eine eindeutig negative Bewertung nach sich ziehen, Wahrnehmungen, über die geradezu ein Konsens unter den Erwachsenen besteht, dass sie unbedingt negativ zu sehen sind.

In diesen Fällen kann es besonders hilfreich sein, wenn die Erwachsenen sich dann darum bemühen, eine andere Perspektive zu entwickeln, eine Perspektive, die den negativ bewerteten Verhaltensweisen einen positiven Nutzen für den Jugendlichen zuschreibt. Es muss dazu die Frage gestellt werden, wo gerade in diesen Verhaltensweisen eine Chance verborgen liegt, dass sich z. B. die Lebenssituation des betreffenden Jugendlichen verbessert. So kann eine durch Erwachsene als negativ bewertete erfolgreiche Konfliktvermeidungsstrategie auch als Weg des Jugendlichen gesehen werden, gerade diese Erwachsenen zuverlässig dazu zu motivieren, sich für ihn einzusetzen. Da jeder Erwachsene an anderen Stellen eindeutig negative Bewertungen empfindet bzw. zu empfinden vermag, kann auch jeder Erwachsene genau an diesen Stellen seine persönliche Weiterentwicklung voranbringen.

Auch, oberflächlich betrachtet, eindeutige Defizite wie beispielsweise Intelligenzminderungen können sich bei näherer Betrachtung als Ressource herausstellen. So sind Jugendliche, bei denen dieses Defizit festgestellt wurde, häufig wesentlich besser in der Lage, kognitiv ungefiltert und unzensiert Stimmungen und Gefühle wahrzunehmen. Werden sie unterstützt, diese Wahrnehmungen in Gruppensituationen auszudrücken, werden sie für sich selbst und jede Gruppe zur Bereicherung und häufig auch mit dieser Stärke von den anderen, ihnen intellektuell überlegenen Jugendlichen geschätzt.

4.1.6 Störungsspezifische Grundideen

So vielfältig die Bedeutungen sind, die sexuell übergriffiges Verhalten haben kann, so vielfältig sind letztendlich die Grundideen, auf denen eine therapeutische Arbeit und somit auch ihre Ziele basieren. Grob betrachtet, lassen sich folgende unterschiedliche Grundideen darstellen:

Eine *erste Grundidee* bezieht sich auf sexuelle Übergriffe, die vorrangig sexuell motiviert sind. Darunter sind im Wesentlichen die Übergriffe vor dem Hintergrund der Diagnosen »Pädophilie« und »Störung des Sozialverhaltens und der Emotionen« zu fassen. Bei pädophil motivierten Übergriffen geht es darum, die Jugendlichen zu einer Akzeptanz dieser sexuellen Interessen zu befähigen und dann mit ihnen zusammen Selbstkontrolltechniken zu entwickeln und ihren Einsatz zu trainieren. Diese Selbstkontrolltechniken müssen an die jeweiligen Ressourcen der Jugendlichen angepasst werden.

Fallbeispiel: Manuel

So stellte Manuel, ein Junge mit ausgeprägter Lernbehinderung, in der Werkstatt ein Herz aus Metall her, das er in der Hosentasche mit sich tragen konnte, das aber sehr vorsichtig behandelt werden wollte: Es hatte scharfe Kanten, und man konnte sich daran schneiden. Er nutzte es dazu, in Situationen, in denen er Kindern begegnete, die ihm gefielen, es so fest in mit der Hand zu umfassen, dass er es deutlich spürte, aber auch vorsichtig genug sein musste, sich daran nicht zu verletzen. Manuel konnte sich sehr schlecht Wörter oder gar Texte merken, weshalb sie als Kontrollreize nicht infrage kamen. Auf der anderen Seite erschloss sich ihm der metaphorische Gehalt des Herzens sehr gut: Er wollte kein weiteres Herz verletzen, wollte vorsichtig damit umgehen und durch erneute Übergriffe auch nicht sich selbst verletzen.

Bei Jugendlichen, bei denen eine »Störung des Sozialverhaltens und der Emotionen« diagnostiziert wird, wird es darum gehen, sie zu unterstützen, ihre Ressourcen dafür zu nutzen, Grenzsetzungen in der Form zu respektieren, dass sie keine weiteren sexuellen Übergriffe begehen.

Fallbeispiel: Johnny

Johnny, ein Junge, der große Schwierigkeiten hatte, sich auf Beziehungen mit Erwachsenen einzulassen – »Die lügen sowieso alle und halten nicht, was sie versprechen« –,war bereit, sich in Verhandlungen über sein grenzverletzendes Verhalten auf »Geschäfte« einzulassen: Er formulierte seine Forderung nach unbegleitetem Ausgang, und um ihn zu erlangen, musste er dem Therapeuten »etwas bieten«. Diese Gespräche wurden stets mit der Bemerkung »Komm, wir machen ein Geschäft« begonnen. Dies führte dazu, dass Johnny in diesen »Geschäftsverhandlungen« im Rahmen von »Geschäftsbeziehungen« sehr distanziert mit dem Therapeuten um »therapeutische Anforderungen« feilschte. Der Therapeut musste dabei sehr genau die Regeln der Einrichtung präsent haben und dafür eintreten. Johnny seinerseits vertrat seine Anliegen sehr vehement. Im Ergebnis konnte er so sein Verhalten zunehmend an die Regeln und Grenzen der Therapieeinrichtung anpassen und zum Therapeuten eine gute und intensive »Geschäftsbeziehung« entwickeln, in deren Rahmen er später viele wichtige, sehr persönliche und auch emotionale Themen besprach. Dies wäre ihm ohne die Definition der »Geschäftsbeziehung« als Grundlage der Zusammenarbeit nicht möglich gewesen.

Eine *zweite Grundidee* bezieht sich auf die Übergriffe, die vor dem Hintergrund eines erheblichen emotionalen Nutzens für die Jugendlichen, d. h. mit einer starken nichtsexuellen Motivation ausgeführt wurden. Hier besteht der grundlegende Ansatz darin, die bestehende Abwehrdynamik bezüglich Kränkungen zu erarbeiten und dann Strategien zu entwickeln, die, angepasst an die jeweiligen Ressourcen, den Jugendlichen helfen, Kränkungen zu verarbeiten, ohne andere zu schädigen. Zudem ist es bedeutsam, die Jugendlichen darin zu unterstützen, eigene Ressourcen zu erkennen, somit ihr Selbstwertgefühl zu verbessern und sie in der Konsequenz gegen Kränkungen immuner zu machen.

Fallbeispiel: Michael

Der 15-jährige Michael erfuhr in seiner Herkunftsfamilie bis zu seiner Herausnahme von dort durch das Jugendamt immer wieder massive körperliche Misshandlungen. Zudem war er bei Herausnahme mit sechs Jahren stark unterernährt und musste deshalb zunächst im Krankenhaus stationär behandelt werden. Im Kontakt mit ihm fiel zunächst auf, dass er die Erwachsenen sehr genau beobachtete, immer bemüht war, ihre aktuelle »Laune« einzuschätzen, den Dienstplan der Gruppe auswendig wusste und die Regeln der Gruppe nach kurzer Zeit sehr genau kannte. Gespräche über seine sexuellen Übergriffe empfand er sofort als Angriff: Jede Äußerung der Mitarbeiter, die in ihm den Anschein einer Bewertung (seiner Person) auslösten, führten dazu, dass er sehr erregt und wütend das Gespräch abbrach. Als mit ihm über seine ständige »Verteidigungshaltung« gesprochen wurde, formulierte er: »Das Wenige, das ich habe, muss ich doch schützen.« Eine konsequente Fokussierung auf dieses Wenige und eine langsame Verbreiterung dieser Ressourcen – er hatte z. B. sehr viel Geschmack und Stil in der Auswahl seiner Kleidung und war in Zeiten, in denen er beschulbar war, ein guter Schüler – führte dazu, dass er zunächst in der Lage war anzuerkennen, dass er glaubte, sich ständig verteidigen zu müssen. Er erkannte, dass er dadurch in jeder Gruppe bisher sehr einsam gewesen war. Über vorsichtige Annäherungen an einzelne Gruppenmitglieder, »die mich mögen«, konnte er langsam und vorsichtig beginnen, auf Gegenangriffe zu verzichten und die sexuellen Übergriffe auch als solche »Gegenangriffe« gegen sein Gefühl von Hilflosigkeit und Ohnmacht, das er durch die Einschätzung, angegriffen zu werden, meist selber erzeugte, zu verstehen. Es wurde dann mit ihm überlegt, auf welche Stärken er sich beziehen könnte, um »Gegenangriffe« unnötig zu machen. Die Frage, »Wo bin ich gut, was kann ich gut, was ist liebenswert an mir?« zu beantworten fiel ihm sehr schwer. Die Antwort machte ihn aber auch schrittweise stolz auf sich, und dieser Stolz konnte den Grundstein dafür legen, im weiteren Verlauf der Zusammenarbeit auf sexuelle Übergriffe zu verzichten. »Ich glaube, das brauche ich jetzt nicht mehr«, lautete sein Resümee nach einem Jahr therapeutischer Zusammenarbeit.

Eine dritte Grundidee bezieht sich im Wesentlichen auf die Diagnose »sexuelle Reifungskrise«. Liegt sie vor, muss den Jugendlichen eine möglichst weitgehende Akzeptanz der eigenen, von der Norm abweichenden sexuellen Orientierung ermöglicht werden. Es wird ein Prozess der Versöhnung mit einer pädosexuellen oder homosexuellen Orientierung anzustoßen sein. Genauso wichtig ist es dann, die Jugendlichen darin zu unterstützen, mit dieser sexuellen Orientierung (mehr oder weniger) offen umzugehen und zu leben, ohne andere Menschen zu schädigen, d. h. ohne weitere sexuelle Übergriffe zu begehen.

Fallbeispiel: Thema »Homophobie«

Es gab immer wieder Jungen, die homosexuelle Gruppenmitglieder ablehnten. Sie ärgerten sie mit anzüglichen Bemerkungen oder unterstellten ihnen unangemessene Annäherungsversuche. Häufig lehnten solche Jungen auch jegliche Kleidung ab, die nicht ihrer Vorstellung von Kleidung in den »Dunkelblau, Grau oder Schwarz« entsprach, und fühlten sich durch bunte Socken des Therapeuten zu Bemerkungen provoziert, ob er etwa »schwul« sei. In diesen Fällen musste man das Thema der sexuellen Orientierung und der damit offenkundig verbundenen Ängste sehr vorsichtig aufgreifen. Die Tatsache, dass z. B. nur Jungen als Opfer gewählt wurden und dass sich Mädchen während der gemeinsamen Beschulung überhaupt nicht für diese Jungen interessierten, konnte auch nur sehr vorsichtig angesprochen werden. Häufig gelang es diesen Jungen, zunächst im Einzelkontakt die eigenen »Befürchtungen« sie könnten schwul sein anzusprechen und dann meist mit großem zeitlichen Abstand die Gruppe darüber zu informieren und zuletzt dies auch in der Familie offenzulegen. Die damit verbundene Erleichterung der Jungen war nicht zu übersehen!

Allen *Grundideen* ist gemeinsam, dass die Jugendlichen Gelegenheit bekommen müssen, Basiskompetenzen zu erwerben:

Sie müssen reden lernen. Damit ist gemeint, dass die Jugendlichen zu Beginn der Therapie meist nicht in der Lage sind, ihre Anliegen, Interessen, Sorgen und ihr Leiden angemessen verbal auszudrücken. Sie sind nicht in der Lage, für sie wichtige und belastende Themen einer zwischenmenschlichen Bearbeitung zugänglich zu machen.

Sie müssen lernen, eigene Gefühle differenziert wahrzunehmen und auszudrücken. Jugendliche kann man häufig getrost als »emotionale Analphabeten« beschreiben. Über Gefühle reden sie nicht, und sie wollen sie, wenn möglich, auch nicht wahrnehmen. Strategien, diesen Bereich ihrer Persönlichkeit zu leugnen, zu unterdrücken oder zu ignorieren gibt es viele! Gefühle geben einen Hinweis auf ihnen zugrunde liegende, oft nicht bewusste Kognitionen. Gefühle kennenzulernen ist deshalb eine wichtige Voraussetzung (ein wichtiger Weg) zu der Fähigkeit, die eigenen Kognitionen zu verändern und zu lernen, sich selbst zu steuern.

Sie müssen lernen, eigene Stärken (Ressourcen) kennenzulernen und sie in ihrem Wert für sich zu schätzen. Nur so kann der Mut entstehen, neue Wege zu gehen und alternative Verhaltensweisen auszuprobieren. Dies erfordert immer die Bereitschaft, Risiken einzugehen.

Wie deutlich geworden sein dürfte, besteht eine der grundlegenden Ideen darin, dass die therapeutisch Tätigen bereit sein müssen, sich mit dem emotionalen Erleben der Jugendlichen intensiv auseinanderzusetzen. Nur so kann den Gefühlen der Jugendlichen der ihnen zustehende Platz in Interaktion mit dem Verstand eingeräumt werden. Da es sich dabei oft um Gefühle wie Angst, Hass, Hilflosigkeit, Gedemütigtsein, Unterlegenheit, Wertlosigkeit und Wut handelt, erfordert dies die Bereitschaft der Erwachsenen, sich auch selbst mit diesen Gefühlen zu konfrontieren.

4.2 Einzel- versus Gruppentherapie

4.2.1 Systemische Gruppentherapie

Im Rahmen fast aller therapeutischen Angebote für sexuell übergriffige Jungen besitzt die Gruppentherapie einen hohen Stellenwert. Gruppentherapie mit einer »symptomhomogenen Gruppe«, das heißt mit einer Gruppe, die nur aus sexuell übergriffig gewordenen Jungen besteht, hat in der therapeutischen Arbeit mit sexuell übergriffigen Jugendlichen Vorrang!

Ein wichtiges Element nahezu jeder Übergriffshandlung sind Geheimhaltung und die Verpflichtung der Opfer durch die Täter zur Verschwiegenheit. Dem muss in der Therapie das Prinzip »Offenheit« entgegengestellt werden. Dafür eignet sich in besonderem Maße die Gruppentherapie, in der jeder Jugendliche vor den anderen, bereits in der Therapie befindlichen Gleichaltrigen und vor den Therapeuten über die eigenen sexuellen Übergriffe berichtet. Auf diese Weise wird der Leugnung der Übergriffe oder von Gewaltanteilen oder des Ausmaßes ihrer Häufigkeit entgegengewirkt. Offenheit ermöglicht zudem Kontrolle und kann sexuelle Übergriffe innerhalb der Gruppe verhindern.

Werden die Übergriffe »beim Namen genannt«, wird bereits Verantwortung für ihr Zustandekommen durch den übergriffigen Jugendlichen übernommen. Dies ist umso mehr der Fall, je differenzierter über die Übergriffe gesprochen wird. Dabei sind die Erfahrungen der anderen Gruppenmitglieder nützlich und hilfreich. Auch sie haben zunächst versucht, »nicht alles« zu erzählen, haben ein gutes Gespür für die emotionalen Komponenten der Übergriffe und sind bei der Befragung des neuen Gruppenteilnehmers häufig recht schonungslos. Durch die emotionale Reaktion der anderen Gruppenmitglieder wird zudem die soziale Bezogenheit der Übergriffe deutlich. Denn »die anderen« reagieren immer auch emotional auf die Schilderung der Übergriffe.

Seifert u. Darwin (2014, S. 164) formulieren deshalb sehr zutreffend:

> »Die Wahl des Gruppensettings für diese Form des deliktorientierten Arbeitens hat sich in unserer Erfahrung als unverzichtbar erwiesen. Die meisten Jugendlichen und Männer reagieren über weite Strecken der Therapie immer wieder mit allen zur Verfügung stehenden Abwehr- und Bagatellisierungsstrategien, um die Verantwortung für den Übergriff zu leugnen oder dessen Folgen zu minimieren. Gleichzeitig sind sie aber in der Lage, Abwehrversuche bei den anderen Gruppenmitgliedern wahrzunehmen und zu benennen. Ein Hinweis aus den ›eigenen Reihen‹ hat dabei oft eine tiefer gehende Wirkung als die Konfrontation durch den Therapeuten, denn von ihm wird erwartet, dass er sexuelle Übergriffe an Kindern missbilligt.«

Zudem ist es möglich, die Gruppe als Kontext für das die Übergriffe ermöglichende Verhalten zu nutzen: Denn es werden dieselben Strategien beispielsweise im Umgang mit Kränkungen in Konfliktsituationen auch in der Gruppentherapie angewendet und können dann dort für den therapeutischen Prozess nutzbar gemacht werden. Somit werden solche Strategien nicht nur »theoretisch« erfasst, sondern direkt bei ihrem Einsatz beobachtbar und sind dann therapeutischer Zusammenarbeit zugänglich.

Ein weiterer Vorteil von Gruppentherapie besteht darin, dass systemische Methoden gut zum Einsatz kommen können: So kann mit Skulpturarbeit oder dem Reflecting Team gearbeitet werden. Auch systemische Fragetechniken entfalten eine andere Wirkung, wenn die Fragen in der Gruppe gestellt und beantwortet werden. Betrachtet man eine solche symptomhomogene Gruppe als »Gremium von Experten für sexuelle Übergriffe«, dann kann erwartet werden, dass in diesem Rahmen eine wesentlich intensivere, direktere und schonungslosere, weil »schnörkellosere« therapeutische Auseinandersetzung stattfindet.

4.2.2 Systemische Einzeltherapie

Aber - in Abgrenzung zur Gruppentherapie: Einzeltherapie hat ihren Platz! Sie schafft komplementär zur Gruppentherapie einen anderen Rahmen von Intimität für bestimmte Themenbereiche. Hier haben alle Themen ihren Platz, die z. B. von den eigenen (direkt oder indirekt) erlebten sexuellen oder körperlichen Gewalterfahrungen handeln. Zudem fällt die anfängliche Auseinandersetzung mit der eigenen sexuellen Orientierung im geschützten Rahmen von Einzeltherapie zunächst leichter. Auch andere mit großem Leid oder mit großer Scham besetzte Themen sind zunächst in einem einzeltherapeutischen Rahmen besser zu besprechen.

Zudem verlangt Einzeltherapie eine größere Verantwortung für das eigene Thema. Während im Rahmen von Gruppentherapie durch die Anzahl der Mitglieder die Chance groß ist, dass (fast) immer ein Thema zur Bearbeitung ansteht oder entsteht, ist dies im Rahmen der Einzeltherapie nicht der Fall. Hier muss der Jugendliche »ein Thema mitbringen«. Dieses Thema wird besprochen (dies gilt nicht für psychoedukative, an Modulen orientierte Vorgehensweisen). Diese Verantwortung für das »eigene Thema« ist für viele Jungen zunächst ungewohnt und unverständlich. Sie können sich nicht vorstellen, über welche Themen sie mit Erwachsenen nachdenken könnten oder sind darin völlig ungeübt. Deshalb ist notwendig, den Jugendlichen zu erklären, welche Themen hier infrage kommen. Es geht dabei auch darum, konkrete Beispiele zu benennen und das Spektrum, aus dem die Themen gewählt werden können, möglichst weit zu definieren. Eine Formulierung wie »Du kannst in den Einzelgesprächen alles, was dich beschäftigt, bewegt, bedrückt oder interessiert, mit dem Therapeuten besprechen« kann dabei sehr hilfreich sein. Haben die Jungen zu Anfang die Erfahrung gemacht, dass wirklich jedes Anliegen besprochen wird, dann nutzen sie diese für sie zunächst meist neue Möglichkeit gerne. Dabei sind auch Wünsche nach z. B. Ausgang ein Thema; allerdings wird in der Einzeltherapie nicht um Ausgang verhandelt, das bleibt anderen Gesprächen vorbehalten. Aber ein Junge, der das in der Einzeltherapie versucht, kann in diesem Gespräch verstehen, dass er z. B. noch kein Verständnis für das Zustandekommen der sexuellen Übergriffe entwickeln konnte. Ein solches Gespräch könnte dann z. B. der Auslöser für ein Nachdenken über diese wichtige Frage werden.

Häufig holen sich Jungen natürlich auch Ideen bei den bereits Erfahreneren. Sie können auch Themen ansprechen, die ihnen andere genannt haben. Allerdings müssen sie dann mit dem Therapeuten über die Frage nachdenken, was denn dieses Thema mit ihnen selber zu tun hat. Auch die anderen Mitarbeiter des multiprofessionellen Teams geben immer wieder gerne Anregungen für Themen, die in der Einzeltherapie besprochen werden können. Auch hier gilt: Es ist alles erlaubt, wenn es einen Bezug zur Person des Jungen hat. Die Erfahrung zeigt dann, dass meist bereits im ersten Gespräch zahlreiche neue Themen entstehen können, mit denen weitere Gespräche problemlos zu gestalten sind. Und es zeigt sich auch, dass die eher schwierigen Themen wie die eigenen Gewalterfahrungen oder mögliche homosexuelle Orientierungen gerne in dem intimen Rahmen der Einzeltherapie besprochen werden, bevor sie dann in die Gruppentherapie getragen werden.

4.3 Therapeutische Methoden

Grundsätzlich ist es bei der Arbeit mit Jugendlichen sinnvoll und nützlich, vielfältige Methoden einzusetzen. Abwechslungsreiches Vorgehen garantiert gleichbleibende Aufmerksamkeit und hohe Konzentration. Zum Einsatz kommen deshalb alle bekannten systemischen Methoden, die es durch anschauliche Umsetzung attraktiv zu gestalten und durch optische Darstellungsweisen zu unterstützen gilt.

Flipchart, Zeichnungen, Mindmaps, Fotos, Zeitungen o. Ä. finden so selbstverständlich Eingang in den konkreten therapeutischen Prozess. Jugendliche »nehmen gerne etwas Konkretes mit« oder stellen etwas her, das sie »zur Therapiesitzung mitbringen können«. Solche Gegenstände werden gerne aufbewahrt und gesammelt und wirken oft lange nach. So bestand für die Jungen eine Aufgabe darin, zur nächsten Gruppenstunde »die ideale Partnerin« bzw. den »idealen Partner«

schriftlich zu charakterisieren und diese Notizen mitzubringen. Ein Junge brachte ein aus einer Fernsehzeitung ausgeschnittenes Foto mit. Es zeigte eine bekannte und attraktive Fernsehschauspielerin. Anhand dieses Fotos wurden dann mit ihm Wege erarbeitet, genau diese Frau kennenzulernen. Er verstand dann vor allem durch die Unterstützung der anderen Jungen, dass seine Idee, in Düsseldorf vor einem entsprechenden Hotel zu warten, bis sie komme, und er sie ansprechen könnte, völlig unrealistisch war.

Konkretes Arbeiten bedeutet auch, Interaktionen, seien es vergangene und neu erinnerte oder seien es zukünftige und auszuprobierende, in der Gruppe als Rollenspiele zu inszenieren. Der dadurch gewonnene Erlebnischarakter der Übungen und die Erfahrung, sich »etwas getraut zu haben«, verstärken enorm die Wirkung des Vorgehens. Die am Therapieprozess beteiligten Erwachsenen vertreten in diesen Dramatisierungen »Erwachsene« generell. Sie werden genauestens beobachtet: Wie reagieren sie beispielsweise auf verletzende Verhaltensweisen in inszenierten Konflikten? Wie gut können sie ihr eigenes Empfinden und Verhalten in solchen Situationen reflektieren?

4.3.1 Dekonstruktion der Funktion des Symptoms

Eine häufige und wenig nützliche Konstruktion zur »Erklärung« des eigenen sexuell übergriffigen Verhaltens besteht darin, sich selbst einen übersteigerten Sexualtrieb zuzuschreiben. Der Begriff »Triebtäter« ist in den Medien geläufig, wird von Bezugssystemen übernommen und auf die Jugendlichen angewandt. Sie nehmen sich dann selbst unter diesem Etikett wahr. Die damit verbundene Vorstellung eines übersteigerten oder unnormalen Sexualtriebes, der nicht ausreichend kontrolliert werden kann, führt zu einer meist wenig nützlichen Reduktion der übergriffigen Verhaltensweisen auf eine Funktion der sexuellen Befriedigung. Wie bereits ausgeführt, ist aber der größte Teil der sexuell übergriffigen Verhaltensweisen nicht primär sexuell motiviert. Die sexuelle Erregung bzw. Befriedigung kann als ein zusätzlicher Gewinn verstanden werden, der das abweichende Verhalten weiter verstärkt, obwohl dieser Gewinn ursprünglich nicht ausschlaggebend für die Durchführung der sexuellen Übergriffe war und meist auch nicht stark genug ist, das sexuell übergriffige Verhalten alleine zu motivieren. Nach unserer Erfahrung war in keinem Fall nach einer Aufnahme der Wunsch nach sexueller Befriedigung so groß, dass er nicht relativ einfach durch den betreffenden Jungen zu kontrollieren gewesen wäre.

Eine Dekonstruktion solcher Vorstellungen gestaltet sich meist recht einfach: So kann der Jugendliche oft bereits kurz nach der Aufnahme in die Station auf entsprechende Fragen über kein »gesteigertes Verlangen« nach sexueller Aktivität berichten. Auch die Häufigkeit von Selbstbefriedigung gibt in der Regel keine Hinweise auf einen »unnormalen Sexualtrieb«. Diese oft per se als entlastend empfundene Beobachtung eines »normalen« Sexualtriebs und die damit verbundene Tendenz zur Normalisierung löst auf der anderen Seite häufig die Vorstellung von einer Fähigkeit zur Selbstkontrolle aus, die doch stärker ist als bisher behauptet oder angenommen. Die Verantwortung für das Zustandekommen der sexuellen Übergriffe wächst, da »der Trieb« an Bedeutung verliert. Die mit dem Begriff »Trieb« verbundene »Entschuldigung für fehlende Selbstkontrolle« entfällt mit der Zeit.

Diese Vorstellung ist für viele Jugendliche zunächst jedoch unangenehm, da sie schnell verstehen, dass vertraute »Entschuldungargumente« wegfallen und das Maß der Eigenverantwortung für das sexuell übergriffige Verhalten zunimmt. Häufig wird deshalb durch eine wirkungsvolle Dekonstruktion des Begriffs »Triebtäter« eine erste Krise nach der stationären Aufnahme ausgelöst. Die eigene Person wird nun mit ihrer Verantwortlichkeit für das Zustandekommen der Übergriffe konfrontiert, und dies führt zu einer oft zunehmend negativen Sicht auf die eigene Person. Dies kann dann verbunden sein mit Gefühlen der Ablehnung der eigenen Person (»… die so etwas getan hat«) bis hin zu »Selbsthass«, verbunden mit selbstverletzenden Verhaltensweisen.

In der Gruppentherapie kann die Dekonstruktion der Annahme »Triebtäter« ebenfalls unterstützt werden. Die bereits länger teilnehmenden anderen Jugendlichen sind im Prozess der Verantwortungsübernahme schon weiter fortgeschritten und gestatten Versuche des neu hinzugekommenen Jungen, sich zu entlasten, meist nicht. Er wird von Anfang an z. B. in seiner sprachlichen Ausdrucksweise – häufig gekennzeichnet durch eine »Sprache der Verantwortungslosigkeit«: »Dann ist es passiert«, »Es ist über mich gekommen«, »Plötzlich war ich sexuell erregt« – korrigiert (vgl. Rotthaus 1994).

Weitere in diesem Zusammenhang wichtige, weil entlastende, aber für den Therapieprozess nicht nützliche Gedanken bestehen darin, den Opfern eine Mitverantwortung für das Zustandekommen der sexuellen Übergriffe zuzuschreiben (»Sie/Er wollte es auch, hat sich nicht gewehrt, hat mitgemacht, hat dabei gelacht, hat das doch auch mit anderen gemacht« etc.). Die dabei verwandten »Neutralisierungstechniken«, d. h. die Versuche, die sexuellen Übergriffe zu bagatellisieren oder zu leugnen, dienen letztendlich auch dem Schutz der Sicht auf das Selbst, das die Verantwortung für das Zustandekommen der Übergriffe nicht vollständig und alleine tragen will. Werden die sexuellen Übergriffe schonungslos und ohne Einschränkungen in der Gruppentherapie rekonstruiert oder sogar ansatzweise reinszeniert, löst dies häufig ebenfalls Krisen aus. Die Trennung von positiven Persönlichkeitsanteilen und die gleichzeitige Neutralisierung der negativen Anteile der Persönlichkeit an den sexuellen Übergriffen kann nicht aufrechterhalten werden, und die eigene Person wird schonungslos wahrgenommen. Eine solche Bearbeitung in der Gruppentherapie kann nur stattfinden, da gleichzeitig die Ressourcen in einer stationären Behandlung auch bedeuten, dass der betroffene Jugendliche anschließend Unterstützung erhält, »seine neue Sicht auf sich selbst zu ertragen« und auszuhalten.

In der Regel können folgende Leugnungsmuster unterschieden werden:

- Leugnung der Übergriffe oder von Anteilen der Übergriffe, d. h. meist von Gewaltanteilen (Bagatellisierungen; Leugnen der Tatsachen)
- Leugnung, »davon« gewusst zu haben (= Leugnung der Kenntnis

z. B. des Verbotes solcher Handlungen)

- Leugnung von Verantwortung für die Übergriffe (jemand anderes oder etwas anderes oder ein anderer Anteil der Person ist daran schuld)

Leugnung der Auswirkungen (»Das kann nicht sein, dass solche Folgen nur aufgrund meiner Übergriffe eingetreten sind«, »Das Kind war doch vorher schon sehr auffällig«).

Barret und Tepper (1997) beschäftigen sich intensiv mit der Funktion von Leugnungen für soziale Bezugssysteme oder einzelne Mitglieder. Sie machen beispielsweise deutlich, dass Eltern diese Neutralisierungstechniken benötigen, um ihr Bild von sich selbst als verantwortlich agierenden Erwachsenen, die »davon nichts gewusst« haben, aufrechtzuerhalten. Leugnungen ermöglichen Eltern aber auch, bei innerfamiliärem Missbrauch zu vermeiden, sich zwischen Täter und Opfer entscheiden zu müssen. Sie erlauben es, das Bild einer wenigstens ansatzweise intakten Familie aufrechtzuerhalten.

Seifert u. Darwin (2014, S. 165) formulieren dazu:

> »Folgt man systemtheoretischen Überlegungen, ist dies nicht verwunderlich: Familien in der Krise sind zunächst bestrebt, ihr System zu stabilisieren und die bisherige Form des Zusammenlebens aufrechtzuerhalten, damit das Beziehungsgefüge nicht auseinanderbricht. Die Familie setzt alles daran, die erschreckenden neuen Informationen nicht integrieren, nicht wahrnehmen und nicht wahrhaben zu müssen. Denn sie bedrohen die Familie in ihrem bisherigen Selbstverständnis.«

Eine Dekonstruktion der mit diesen Neutralisierungstechniken verbundenen Sichtweise geschieht effektiv, wie bereits beschrieben, in der Gruppentherapie – und zwar durch eine minutiöse Rekonstruktion der sexuellen Übergriffe mithilfe der anderen Gruppenmitglieder, die in diesen Zusammenhang all ihr »Expertenwissen« einbringen. Das Mittel hierzu ist die Befragung. Allerdings: Dies kann nur konstruktiv vonstattongehen, wenn gleichzeitig auf eine wertschätzende und wohlwollende Haltung der Gruppe gegenüber dem neuen Gruppenmitglied geachtet wird. Bewertungen, Abwertungen, Verachtung, Erniedrigung oder gar Demütigung und Kränkung haben hier keinen Platz!

Dies gilt auch für den Umgang mit den Bezugssystemen der Jugendlichen und ihren Neutralisierungstechniken: Negative Bewertungen fördern in diesem Zusammenhang nur eines – nämlich den Widerstand der Betroffenen gegen eine Aufgabe der beschriebenen Neutralisierungstechniken und gegen »die Therapie« bzw. die Teilnahme an Gesprächen. Auch Bezugssysteme bzw. ihre Mitglieder haben ein Recht darauf, dass ihre Verhaltensweisen als subjektiv nützlich und für die aktuelle Situation sinnvoll angesehen werden. Es ist absolut notwendig, die meist sehr schwierige emotionale Verfassung dieser Angehörigen gut im Blick zu haben!

4.3.2 Lösungsorientiertes Arbeiten

Ausgehend vom emotionalen Nutzen, der durch die sexuellen Übergriffe für die Jugendlichen erzielt wird, werden im therapeutischen Prozess Alternativstrategien zur Erlangung dieses emotionalen Nutzens erarbeitet. Das heißt, dass erforscht wird, worin der Nutzen genau besteht. Bedeutet die Abwertung und Demütigung anderer Menschen eine eigene Aufwertung, so geht es darum, das Erleben von Minderwertigkeit und Bedeutungslosigkeit, das diese Aufwertung notwendig macht, zu verstehen. Lösungsorientiertes Vorgehen hinterfragt zum einen die Notwendigkeit der eigenen Aufwertung und entwickelt zum anderen Strategien zur Selbstwertsteigerung, bei denen es keiner Abwertung anderer Menschen mehr bedarf. Lösungsorientierung heißt hier, zukünftig sexuelle Übergriffe zu vermeiden und gleichzeitig die eigene Bedürftigkeit anders zu befriedigen oder zur Einsicht zu gelangen, ganz darauf verzichten zu können.

Bei Jugendlichen mit pädosexuellen Interessen steht die Selbstkontrolle, d. h. der Erwerb von Selbstkontrollstrategien, im Vordergrund. Dann bedeutet Lösungsorientierung, einerseits Strategien zum Verzicht auf weitere Übergriffe auf sexuell attraktive Kinder zu erwerben und andererseits zu überlegen, wie z. B. durch sexuelle Handlungen mit Personen, die der eigenen in Alter und Entwicklung gleichwertig und gleich durchsetzungsfähig sind, aber dem Phänotyp »Kind«

eher entsprechen, doch noch eine befriedigende Sexualität gelebt werden kann.

4.3.3 Familienskulptur

Im Rahmen der Arbeit mit den Familien wird auch die Methode der Familienskulptur eingesetzt. Diese Methode hat den Vorteil, dass die Nähe- und Distanzregulation der Familie schnell und unmittelbar erlebbar deutlich wird. Allerdings ist dabei zu berücksichtigen, dass bei innerfamiliären Übergriffen, d. h. bei Übergriffen durch einen Jugendlichen auf ein meist deutlich jüngeres Familienmitglied, zumindest in der Anfangsphase der Zusammenarbeit nicht »Täter« und »Opfer« gleichzeitig an den Familiengesprächen teilnehmen. Dazu sollen in Abschnitt 4.3.9 detailliertere Ausführungen erfolgen. Familienskulpturen mit der vollständigen Familie werden in solchen Fällen bestenfalls zum Ende der Behandlung und bis dahin mit einem Stellvertreter für das geschädigte Familienmitglied durchgeführt.

Eine Besonderheit stellt bei der Arbeit mit sexuell devianten Jugendlichen die Erfahrung dar, dass vollständige Familien häufig nur aus einem sogenannten Mittelschichtsmilieu stammen. Diese Familien sind dadurch gekennzeichnet, dass sie in sehr massiver Form die beschriebenen Neutralisierungstechniken einsetzen, um den Bestand der Familie »um jeden Preis« zu sichern. Auch dazu in Abschnitt 4.3.9 weitere Ausführungen.

Aber: Wird mit diesen Familien mit der Methode der Familienskulptur gearbeitet, entsteht fast immer eine Darstellung, die durch große Nähe und Enge in den Beziehungen gekennzeichnet ist. Abgrenzungen sind kaum möglich und auch nicht erwünscht. Bei solchen Darstellungen sind dann die Wahrnehmungen der die Skulptur bildenden Familienmitglieder häufig durch große Loyalitätskonflikte gekennzeichnet: Einerseits fühlen sie sich dieser Idee von Familie verpflichtet, andererseits empfinden sie starke Impulse zur Distanzierung und Abgrenzung. Dies ist vor allem bei den Geschwistern des sexuell übergriffigen jugendlichen Familienmitgliedes beeindruckend wahrzunehmen. Gelingt es in der anschließenden Reflexion der Erfahrungen, die durch die Skulptur ausgelöst wurden, diesen Konflikt zu thematisieren, dann ist ein guter »Einstieg« in dieses für die Familie recht schwierige Thema geschafft. Tatsächliche Abgrenzungen bleiben für die Familienmitglieder, die sie wünschen, allerdings problematisch. Doch auch dazu mehr in Abschnitt 4.3.9.

Eine andere Herangehensweise bilden Skulpturen, mit deren Hilfe Gruppenstrukturen bearbeitet werden, oder Aufstellungen der Familie mit Stellvertretern in der Gruppentherapie. In einer stationären Behandlungsgruppe, die dazu noch nach dem Vorbild der »therapeutischen Gemeinschaft« (siehe Abschn. 4.3.8) organisiert ist, d. h., in der die alltäglichen Interaktionen für den therapeutischen Prozess genutzt werden können, gibt es unendlich viele Gelegenheiten, konkrete Situationen zu reinszenieren und damit die Gefühle aller Beteiligten »in den Raum« zu holen und besprechbar zu machen. Das Erleben eines Konfliktes kann so z. B. geteilt werden, und es können im Rahmen einer solchen Aufstellungsarbeit Handlungsalternativen entwickelt werden.

4.3.4 Externalisierung des Symptoms

Die Methode der Externalisierung bezieht sich bei der Arbeit mit sexuell devianten Jugendlichen in der Regel nicht auf das Symptom: Vielmehr geht es in diesem Zusammenhang darum, emotionale Befindlichkeiten, die durch die therapeutische Arbeit in einem oft mühsamen und langwierigen Prozess entdeckt und ausgedrückt wurden, zu externalisieren. Es handelt sich dann dabei fast immer um Gefühle, die in einer kreativen Weise von den Jugendlichen benannt werden. Jugendliche schätzen an dieser Stelle die konkrete Abbildung der Externalisierung in einem Gegenstand, der unter den eigenen persönlichen Gegenständen gewählt oder in Werkstatt, Schule oder anderen Einrichtungen selbst hergestellt wurde. Es kann sich um Gedichte, Darstellungen in Stein, Metall usw. handeln, aber auch Musikstücke (Text und/oder Musik) werden gerne gewählt. Ausgedrückt, d. h. externalisiert werden Gefühle großer Erregung in Bezug auf Kinder (pädosexuelle Interessen), aber auch Gefühle von Hilflosigkeit, Unterlegensein, Ohnmacht, Einsamkeit, Verlassensein, großer Wut, aber auch Angst und Verzweiflung.

Neben der Externalisierung der erwähnten Gefühle sind auch angenommene Gefühle der Opfer, die ebenfalls im therapeutischen Prozess erarbeitet wurden, Ziel von Externalisierungen. Hier werden von den Jugendlichen Darstellungen gewählt, die die Gefühle von Schmerz, Verletzung oder Leiden symbolisieren, meist aber einen sehr persönlichen Hintergrund haben. So werden oft Darstellungen von Herzen (zerstört, gequält und überhöht) bevorzugt.

Beide Vorgehensweisen haben letztendlich das Ziel, Jugendliche bei ihren Bemühungen, sich selbst zu kontrollieren, durch die gewählten Symbole zu unterstützen. Besonders beliebt sind deshalb Symbole, die überallhin mitgenommen werden können, die z. B. in die Hosentasche passen und in schwierigen Situationen gespürt, d. h. angefasst werden können. Geeignet sind auch Sprüche, kurze Gedichte o. Ä., die auswendig gelernt werden. Häufig gewählte Symbole sind Gegenstände oder Abbilder von Eindrücken aus der JVA (»Knast«), wenn die Jugendlichen einige Zeit dort verbracht haben: die Gitter vor den Fenstern, die »dicken Türen«, die »großen Schlüssel« usw. Auch wird die Angst vor dem Abbruch des Kontakts mit wichtigen Bezugspersonen durch Symbole »materialisiert«: umgestaltete Fotos der Eltern, des Elternhauses, Briefe der Eltern, die zusammengefasst wurden, Textzeilen, die Verlustängste ausdrücken.

In Bezug auf die oft »zerstörte« Herkunftsfamilie, besonders auf Väter, die unzuverlässig, abwertend und desinteressiert agieren oder die lange schon aus dem Leben der Jungen verschwunden sind, hat sich die Methode »Wutbrief« bewährt. Gefühle gegenüber dieser männlichen Person, die oft unbewusst jahrelang handlungsleitend waren, werden zusammengefasst und in einem »Brief an den Vater« ausgedrückt. Dies geschieht oft in drastischer Sprache und mit großer emotionaler Beteiligung. Da meist jede Möglichkeit fehlt, mit diesem Mann in Verbindung zu treten, bleibt es vielfach beim Verfassen des

Briefes. Aber die Jugendlichen empfinden das Formulieren und Schreiben fast immer »wie eine Befreiung von einer Last«, und es gelingt häufig, die Anzahl vergeblicher Kontaktversuche und gedanklicher Auseinandersetzungen zu verringern und die Aktivität auf lohnendere Ziele zu lenken.

4.3.5 Arbeit mit Metaphern

Wie bereits in Abschnitt 4.3.4 angedeutet, fällt die Arbeit mit Metaphern oder allgemein mit Symbolen in ihrer ganzen kreativen Breite bei Jugendlichen auf sehr fruchtbaren Boden. Es ist faszinierend, zu beobachten, wie solche oft ursprünglich verbal entwickelten Vorgehensweisen von den Jugendlichen weiterentwickelt und konkret ausgestaltet werden: Ergänzend zum bereits im Abschnitt zu Externalisierungen (4.3.4) Ausgeführten, sei hier noch erwähnt, dass Metaphern generell gerne als »Stoppschilder« akzeptiert werden: Es geht dann um die Externalisierung der schlimmsten Befürchtungen bei erneuten sexuellen Übergriffen (»Rückfallvorbeugung«) in Form der bereits unter 4.3.3 geschilderten Darstellungen. Wie im vorangegangenen Abschnitt dargestellt, werden Stoppschilder als Symbole für Selbstkontrollanstrengungen gewählt, die die Jungen bei sich tragen können (kleine Gegenstände in der Hosentasche, z. B. ein scharfkantiges Metallherz als Symbol für das verletzte Herz des Opfers, dessen scharfe Kanten an die Notwendigkeit der Selbstkontrolle erinnern) oder Plakate und andere Darstellungen, z. B. abgeschriebene Liedtexte oder selbst entwickelte Sprüche: »Kind berührt, abgeführt!« formulierte ein pädosexueller Junge für sich sehr pointiert.

Ein weiterer Bereich der Metaphernarbeit: Gar nicht so wenige Jugendliche lassen sich anregen, Gedichte oder Musiktexte oder Briefe an sich selbst oder an das/die Opfer zu verfassen, in denen sie ihre damaligen oder heutigen Gefühle zu ihrer Tat ausdrücken. Häufig kommen negative Selbstzuschreibungen, Angst vor dem Verlassensein oder Verzweiflung über die eigenen sexuellen Übergriffe, aber auch Wut auf Eltern zum Ausdruck, oft in sehr authentischer und beeindruckender Weise. Bei genügend Vertrauen in einen Erwachsenen wenden sie sich damit auch an ihn, um sozusagen über ein Medium ihre Gefühle anzusprechen und bei der Arbeit mit ihm zu verarbeiten. Allerdings ist dieses Vertrauensverhältnis eine entscheidende Voraussetzung: Denn Jungen sprechen nicht gerne und nicht direkt über Gefühle. Leichter fällt es ihnen, wenn Erwachsene hierzu als Vorbilder taugen, z. B. selbst Gedichte vortragen. Gedichte, Fotos, Lieder, Musiktexte können auch in der Gruppentherapie eine enorme Wirkung entfalten: Viele Jugendliche fühlen sich zu »assoziativem Denken« verführt, nutzen die große Breite der Interpretationsmöglichkeiten und bewegen sich hier oft sicherer als in anderen, eher vorstrukturierten Situationen, die schnell belehrenden Charakter annehmen. Belehrung aber erzeugt Passivität beim Belehrten, und die Chance auf Weiterentwicklung ist eher gering.

Die Metaphernarbeit, induziert durch die therapeutisch Verantwortlichen, kann auch in speziellen kunsttherapeutischen Gruppen gepflegt und begleitet werden. Unter bestimmten Themenstellungen entstehen dort zuweilen mit kreativ zu nutzenden Materialien beeindruckende Darstellungen der Gefühlswelt der Jugendlichen. Im Rahmen der Kooperation der verschiedenen Berufsgruppen können solche Themen dann auf andere Angebotsräume erweitert bzw. verbreitert werden.

4.3.6 Biografiearbeit

Jugendliche im Alter zwischen 14 und 18 Jahren haben meist ein sehr großes Interesse an Biografiearbeit. Dies besonders, wenn ihr Lebenslauf intransparent, zusammengestückelt und mit negativen Gefühlen behaftet ist. In dieser Lebensphase der Auseinandersetzung mit und Abgrenzung von Erwachsenen wächst der Wunsch, das bisher Erfahrene kennenzulernen und sich selbst zu verstehen. Aus therapeutischer Perspektive kann die Biografie als Kontext für die aktuellen Stärken und Schwächen sowie Vorzüge und Auffälligkeiten einer Person gesehen werden. Der biografische Kontext bietet ausgezeichnete Möglichkeiten für die Jugendlichen, eindeutig negativ konnotierte Verhaltens-, Erlebens- und Denkweisen als nützlich und sinnvoll, oft als in einer bestimmten Lebensphase »lebensrettend« verstehen zu lernen.

Dafür ist zunächst das Problem zu lösen, Informationen über Lebensabschnitte zu beschaffen, an die sich die Jugendlichen oft schlecht oder gar nicht erinnern. Häufig leisten hier Jugendamtsakten gute Dienste. Auch Verwandte, mit denen oft sehr lange kein oder kaum Kontakt besteht, können ausfindig gemacht werden und ihre Erinnerungen beisteuern. In der Folge werden, ausgehend vom Interesse der Jugendlichen und gemeinsam mit ihnen, die Informationen gelesen und analysiert, und sie werden zu ihrer Bewertung eingeladen. Die therapeutisch Verantwortlichen sollten die Jugendlichen dabei unterstützen, Ressourcen für die eigene Entwicklung zu erkennen und ihre Leistung, die sie für die Bewältigung ihrer bisherigen - oft sehr schwierigen – Lebenserfahrungen erbracht haben, zu würdigen. Im Mittelpunkt steht dabei, das sexuell deviante Verhalten, die damit verbundenen Gefühle und den Umgang damit zu verstehen. Der Nutzen, den die Jugendlichen aus gerade dieser »Bewältigungsstrategie« für ihr psychisches Überleben angesichts der oft emotional extrem belastenden Lebenssituationen gezogen haben, muss deutlich werden.

Meist ist der biografische Kontext der Schlüssel zum Verständnis der sexuell devianten Verhaltensweisen. Die Analyse dieser Kontextbedingungen bei der gemeinsamen Arbeit ermöglicht es den Jugendlichen häufig, ihre »Geschichte« schlüssig zu formulieren. Die Frage nach dem »Warum« der sexuell übergriffigen Verhaltensweisen wird dann zum »Wofür waren sie gut«? umformuliert, womit die sexuell übergriffigen Verhaltensweisen einem wirkungsvollen Reframing unterzogen werden. Eine wichtige Konsequenz der Biografiearbeit stellt, so verstanden, die »Normalisierung« der Jugendlichen in ihrer Selbstwahrnehmung dar: In solch einer Situation »... habe ich mich verhalten, wie es viele getan hätten« – mit diesen emotionalen Erfahrungen »gehen andere genauso um«. Das Monströse der eigenen

Person, oft verbunden mit der Verantwortung für sexuelle Übergriffe und negativen begrifflichen Zuschreibungen auf »Stammtischniveau«, wird so normalisiert.

Ein besonderes Problem stellen Aufforderungen zur Biografiearbeit an den therapeutischen Prozess durch »Dritte« - Außenstehende - dar. Es geht dabei meist darum herauszufinden, ob die Jugendliche nicht doch in ihrer Vorgeschichte sexuell missbraucht worden sind. Viele Erwachsene im Helfersystem »reden« dieses »Sexuell-missbraucht-worden-Sein« manchmal geradezu sehnlichst »herbei«, um endlich die schlüssige Antwort auf das Warum der sexuellen Übergriffe zu bekommen.

Häufig ist den Jugendlichen diese Erwartungshaltung bekannt. Sie wurden offen damit konfrontiert oder vorsichtig, aber eindeutig aufgefordert, sich zu erinnern. Doch Michaela Huber (2004, S. 31) formuliert als ein Prinzip in der Traumabehandlung:

> »Die TherapeutIn soll nicht glauben, besser über die KlientIn Bescheid zu wissen als diese. [...] Die KlientIn ist die Expertin ihres Lebens.«

Natürlich benötigen traumatisierte Menschen Kontrolle darüber, ob und, wenn ja, wem sie ihre Geschichte anvertrauen wollen. Auch hier gilt: Wird dies nicht respektiert, entsteht Widerstand, der dann konkret bedeutet, dass gerade über diese Themen nicht geredet wird.

Biografiearbeit erfordert im Umgang mit dokumentierten, aber nicht mehr erinnerten oder nicht geäußerten traumatisierenden Erfahrungen – das sind meist eigener erlebter sexueller Missbrauch, erfahrene körperliche Gewalt oder Anwesenheit innerhalb der Familie bei Vergewaltigungen oder Missbrauchshandlungen an der Mutter, den Geschwistern oder Gewalt zwischen den Erwachsenen – große Sensibilität. Die Jugendlichen bestimmen den Zeitpunkt der Schilderung solcher Erfahrungen!

Meist gelingt diese Biografiearbeit bei vorsichtiger Herangehensweise und Respekt vor dem Tempo der Jugendlichen auf eine Weise, die sie von dieser Aufdeckung profitieren lässt.

4.3.7 Systemische Fragetechniken

Das ganze Spektrum systemischen Fragens (z. B. Kindl-Beilfuß 2008; Tomm 2004; von Schlippe u. Schweitzer 2012, S. 249; Schwing u. Fryszer 2006, S. 209) ermöglicht es gerade in der Zusammenarbeit mit Jugendlichen in hervorragender Weise, ihre Eigenaktivität anzuregen. Häufig haben Jugendliche mit Erwachsenen eher die Erfahrung gemacht, belehrt zu werden - und reagieren darauf mit Passivität. Oder ihnen wurden Fragen gestellt, auf die sie mit Antworten reagieren sollten, die schon feststanden. Solche von der Tendenz her eher suggestiven oder »strategischen« Haltungen bei fragenden Erwachsenen stellen Jugendliche dann vor die Wahl, »sich zu unterwerfen« und »brav die Antwort zu geben, die die Erwachsenen hören wollen«, oder aber den Weg der Passivität zu wählen. Systemisch zu fragen bedeutet demgegenüber, den Jugendlichen Platz für eigene, auch kreative und ausgefallene Antworten zu geben – so zu fragen erhöht in beeindruckender Weise die gedankliche Eigenaktivität der Jugendlichen.

Zirkuläre Fragen erlauben zudem, auch Familienangehörige, die die Zusammenarbeit verweigern, in das Gespräch mit einzubeziehen. Darüber hinaus erfordern sie, sich in andere Personen hineinzuversetzen, und fördern damit eine Fähigkeit, die manchen sexuell übergriffigen Jugendlichen eher wenig zugeschrieben wird. Allerdings muss unterschieden werden zwischen dem tatsächlichen Unvermögen, sich in andere Menschen hineinzuversetzen und einzufühlen, und der fehlenden Bereitschaft, dies zu tun: Ergibt Letztere doch eine sichere Basis, auf der man vor Verantwortungsübernahme für teils massive Schädigungen bei den Opfern der sexuellen Übergriffe geschützt ist.

Einen besonderen Reiz für Jugendliche stellen alle Fragen dar, die »Gedankenspiele« erlauben: also hypothetische und im weitesten Sinne zukunftsorientierte Fragen. Durch ihre Distanzierung zur Realität ermöglichen sie es auch, Wünsche, Träume und Sehnsüchte auszudrücken, schaffen also einen Platz für Themen, die für Jugendliche in ihrer besonderen Lebenssituation besonders wichtig sind. Sie geben Gelegenheit, z. B. über zukünftige Lebenswege, Wohnorte, Beziehungen und auch emotionale Befindlichkeiten nachzudenken, Gedankenspiele also, die sich Jugendliche im stationären Kontext verwehren, da sie solche »Träume« von vorneherein für nicht realisierbar halten. Gerade stationär untergebrachte Jugendliche erleben aufgrund der Trennung vom Bezugssystem (Familie, Jugendhilfegruppe), das sie vorher betreut hat, häufig eine große Unsicherheit hinsichtlich der Tragfähigkeit dieser Beziehungen und möglicherweise damit verbundener Optionen der Rückkehr oder der Wahl neuer Lebensorte. Gelingt es, Jugendliche zu solchen »Gedankenspaziergängen« zu verführen, dann kann dies ein Weg sein, mit dem Einzelnen Perspektiven und Positionierungen zu entwickeln. Ausgehend davon, sinkt die Gefahr, dass sich Jugendliche dann nur noch als »Opfer mächtiger Erwachsener« sehen. Sie lernen zu erkennen, was sie wollen, und lernen, dies auch zu vertreten. Da die Jugendlichen meist schon am Anfang eines therapeutischen Aufenthaltes sich für ihre Zukunft danach interessieren - einfach weil sie sich Sicherheit bezüglich ihres weiteren Lebensortes wünschen -, muss auch recht früh die Auseinandersetzung mit diesem Thema begonnen werden. Im ungünstigsten Fall wird die große Unsicherheit dieser Perspektive deutlich: Meist kann dann aber mit den infrage kommenden »mächtigen Erwachsenen« über mögliche Rückkehrbedingungen verhandelt werden. Oder es muss bereits sehr früh während des Aufenthaltes in der therapeutischen Einrichtung mit »mächtigen Erwachsenen«, z. B. den zuständigen Jugendamtsmitarbeitern, über Alternativen zum bisherigen Lebensort gesprochen werden. Die Auseinandersetzung mit dem zukünftigen Lebensort wird in jedem Fall durch die Verwendung zirkulärer Fragen deutlich erleichtert. Sie steigert auch die Motivation der Jugendlichen, sich mit sich selbst auseinanderzusetzen, ganz erheblich: Sie wissen dann, dass es einen ganz realen und klar definierbaren Grund für die therapeutische Mitarbeit gibt – nämlich den Wunsch, an einen bestimmten Lebensort zurückkehren oder dorthin wechseln zu können.

Ebenfalls einsetzbar sind systemische Fragetechniken in der sogenannten Rückfallvorbeugung. Durch die gedankliche Vorwegnahme angenommener Entwicklungen lassen sich Situationen oder

Konstellationen erörtern, in denen die Gefahr erneuter sexueller Übergriffe erhöht ist. Es können dann Ideen zu alternativen Handlungsweisen erarbeitet werden (dazu mehr in Abschn. 4.5).

4.3.8 Milieutherapeutische Ansätze im Rahmen stationärer Therapie

Rotthaus (1990, S. 151 ff.) setzt sich intensiv mit den Begriffen »therapeutische Gemeinschaft« bzw. »Milieutherapie« in ihrer historischen Entwicklung und ihrer begrifflichen Abgrenzung auseinander. Er schreibt:

> »Während in englischen Kliniken Bezeichnung und Inhalte der therapeutischen Gemeinschaft auch heute vorherrschen, hat sich in den USA der Begriff ›Milieutherapie‹ durchgesetzt. Allerdings lassen sich kaum scharfe Trennungslinien zwischen beiden ziehen, eher kann Milieutherapie als der übergeordnete Begriff genutzt werden« (ebd., S. 161).

Er formuliert weiter, dass

> »das Gemeinschaftsleben Grundlage der Behandlung und der Ort sein (soll), wo neue Erfahrungen durch soziales Lernen möglich werden. Der wesentliche Nutzen des sozialen Lernens wird darin gesehen, dass sich der Einzelne in der Beziehung zu den anderen erlebt, dass er erfährt, wer und wie er in den Augen der anderen ist, was die anderen von ihm erwarten und welche Reaktion sein Verhalten in der Gruppe auslöst« (ebd.).

Zudem stellt Rotthaus (ebd.) die Technik der »Realitätskonfrontation« dar, die »im Wesentlichen durch die Gemeinschaft der Mitpatienten in der Gruppensituation erfolgt«.

Bezogen auf die hier zur Diskussion stehenden Jugendlichen mit den von ihnen begangenen sexuellen Übergriffen, bedarf es jedoch der Berücksichtigung einer Besonderheit, ohne die die beschriebenen milieutherapeutischen Ideen nicht wirksam werden können: Sexuelle Übergriffe sind – bezogen auf den Einzelfall, d. h. auf das Verhalten des einzelnen Jugendlichen – eher seltene und situationsbezogen auftretende Ereignisse. Ein Junge, der sich in stationärer Behandlung befindet, wird also eher selten sexuell übergriffig werden. Die Regel, dass übergriffiges Verhalten zu einer Strafanzeige führt und die Entlassung mit entsprechenden juristischen Konsequenzen nach sich zieht (Gruber 2002), reduziert die Gefahr eines Auftretens des Verhaltens, das zur Behandlung geführt hat, auf ein Minimum. Behandelt werden deshalb die nichtsexuellen motivationalen Hintergründe der sexuell übergriffigen Verhaltensweisen – und bei pädosexuell interessierten Jungen werden ihre Bereitschaft und Fähigkeit, sich in dieser Hinsicht selbst zu kontrollieren oder sich einer externen Kontrolle zu unterwerfen, gefördert.

Dies geschieht in stationären Einrichtungen sinnvollerweise in »symptomhomogenen Gruppen« (vgl. Gruber u. Rotthaus 1999): Alle in einer Station anwesenden Jungen sind wegen sexueller Übergriffe aufgenommen worden. In solch einem Kontext kann das Verhalten der Jungen in der Gruppe, also das »alltägliche« Verhalten und sein Bezug zu den begangenen sexuellen Übergriffen, für den therapeutischen Prozess genutzt werden, weil dieser Zusammenhang offen vor den anderen Jungen thematisiert werden kann. Und es kann offen thematisiert werden, da sich niemand hinter »Legenden« zum Aufenthaltsgrund verstecken muss, wie das in Gruppen geschieht, die nicht symptomhomogen zusammengesetzt sind. In ihnen überwiegt die Notwendigkeit, die sexuellen Übergriffe zu verschweigen, um sich vor Abwertungen, Angriffen oder Ausgrenzungen der anderen Jugendlichen zu schützen. In symptomhomogenen Gruppen ist es möglich, dass die Erwachsenen das Alltagsverhalten der Jungen aufgreifen und mit ihrem sexuell übergriffigen Verhalten bzw. den motivationalen Hintergründen in Verbindung bringen. Die daraus entstehenden Themen können in den gruppen- und einzeltherapeutischen Prozess (durch Kooperation der verschiedenen Berufsgruppen) einfließen und in den verschiedenen Angeboten für den Entwicklungsprozess der Jungen nutzbar gemacht werden. Aufgrund der Offenlegung des Aufenthaltsanlasses kann zudem innerhalb der Gruppe der Jugendlichen eine Auseinandersetzung über Verhaltens- und Denkweisen der einzelnen Jungen untereinander stattfinden, die dann wieder ihren Niederschlag in der Einzel- und Gruppentherapie findet. Auf diese Weise wird durch das Prinzip »Offenheit« in der Organisation des stationären Alltags auf verschiedenen Ebenen eine Auseinandersetzung über wichtige Themen der einzelnen Jungen ermöglicht (Gruber 1998).

4.3.8.1 Offenheit als grundlegendes Behandlungsprinzip

»Offenheit« in der Arbeit mit sexuell übergriffigen Jungen bedeutet ganz allgemein, dass von Anfang an mit ihnen offen über die sexuellen Übergriffe gesprochen werden muss. Damit wird der Tendenz, diese Übergriffe zu verbergen oder zu verschweigen, ein Umgang entgegengesetzt, der es ermöglicht, sie »beim Namen zu nennen«, sie damit zu besprechen bzw. therapeutisch zu bearbeiten und der zudem innerhalb einer Gruppe eine Kontrolle installiert. Darüber hinaus werden durch ein offenes Sprechen über die sexuellen Übergriffe die mit ihnen verbundenen Gefühle spürbar und können für die therapeutische Zusammenarbeit genutzt werden. Die dadurch entstehende Kontrolle bedeutet außerdem, dass sexuelle Übergriffe in der Gruppe unwahrscheinlicher werden.

Konkret bedeutet dies: »Offenheit« wird bereits im Vorstellungsgespräch, d. h. vor einer Aufnahme, organisiert. Der sich vorstellende Junge muss zumindest ansatzweise bereit sein, offen, d. h. in der Regel vor den ihn begleitenden Erwachsenen, in Ausnahmefällen aber auch nur mit den Mitarbeitern der Gruppe, in die er aufgenommen werden soll, über die ihm vorgeworfenen sexuellen Übergriffe zu sprechen. Auf diese Weise wird er bereits auf die weitere Zusammenarbeit vorbereitet: Er muss sprechen. »Reden hilft« wurde von den Jungen des Gerhard-Bosch-Hauses als therapeutischer Leitsatz entwickelt. Im Viersener Konzept wird dazu im Vorstellungsgespräch die meist hohe Motivation der Jugendlichen zur Mitarbeit ausgenutzt: Denn in der Regel möchten die Jungen aufgenommen werden (die Motive seien zunächst nicht weiter berücksichtigt). Deshalb sind sie vor einer Aufnahme auch eher bereit, Anforderungen zu erfüllen, auch wenn sie schwerfallen. Auf diese Weise wird Zeit eingespart; Zeit, die ansonsten durch eine langwierige »Offenlegungsarbeit« verbraucht würde.

Der nächste Schritt, der die Jungen ebenfalls darin unterstützt, Offenheit bezüglich ihrer sexuellen Übergriffe zu entwickeln, besteht darin, dass sie sich nach der Aufnahme den anderen mit der Darstellung der von ihnen begangenen sexuellen Übergriffe vorstellen. Diese »Vorstellungsrunde« kann z. B. nach dem ersten gemeinsamen Abendessen erfolgen. Neben der Chance, dass die Jungen nun auf der Gruppenebene über ihre Übergriffe sprechen, entsteht so auch die Möglichkeit, dass etwaige Täter-Opfer-Konstellationen wie etwa zwischen eher jungen und kindlichen und älteren, pädosexuell interessierten Mitgliedern der Jugendlichengruppe durch die Erwachsenen angesprochen und kontrolliert werden können. Dies hat zur Folge, dass entsprechende Übergriffe eher unwahrscheinlich werden.

Das erwähnte Sprechen über die begangenen sexuellen Übergriffe führt zu Beginn eines Aufenthaltes obendrein dazu, dass die »neuen« Jungen sich angenommen fühlen, weil sie sich den bereits anwesenden Jungen als ähnlich erleben. Der Austausch im weiteren Verlauf des Aufenthaltes in der Therapiegruppe bekommt dann entsprechend dem Prinzip »Offenheit« etwas sehr Normales und Selbstverständliches: Die Jungen reden über ihre Gefühle, über ihre Probleme und Sorgen und unterstützen sich so ganz erheblich gegenseitig. Natürlich versuchen sie auch, in der Weise zu profitieren, dass sie Strategien von anderen übernehmen und ausprobieren. Bei einem Vorgehen, das sehr auf die Einzigartigkeit jedes »Falles« fokussiert, sind solche Kopien jedoch meist schnell entlarvt. Die immer wieder gestellte Frage, ob die Jungen mit ihren sexuellen Übergriffen angeben und prahlen, muss eindeutig mit einem klaren Nein beantwortet werden. In den langen Jahren der Zusammenarbeit mit sexuell übergriffigen Jungen trat dieses von Erwachsenen vermutete Phänomen nicht auf.

Eine weitere Stufe der »Offenheit« entsteht dann durch das Offenlegen der sexuellen Übergriffe in der Gruppentherapie. Es hat sich als hilfreich erwiesen, diese Offenlegung durch eine intensive Befragung des »Neuen« durch die »Alten« zu ergänzen. So können in einer fortlaufenden Gruppentherapie neue Mitglieder intensiv von bereits erfahreneren Gruppenmitgliedern profitieren. Sie lernen, dass es für das, was sie getan haben, Wörter gibt und dass man offen darüber sprechen kann. Dies ist eine erste wichtige Lernerfahrung. Diese Erfahrung wird im Rahmen einer Gruppe, in der Offenheit als Prinzip des Umgangs mit den sexuellen Übergriffen besteht, von den neuen Jungen jeden Tag auf das Neue gemacht.

Insgesamt ermöglicht das Prinzip »Offenheit« eine Auseinandersetzung über die nicht sexuellen Hintergründe der sexuellen Übergriffe und die Verbindung des damit verbundenen Verhaltens und seines emotionalen Nutzens mit dem alltäglichen Verhalten in der Gruppe. Zudem ist es im Sinne der durch das Prinzip »Offenheit« entstehenden Gemeinschaft der Jungen möglich, dass auf Gruppenebene Interaktionen entstehen, die den therapeutischen Prozess unterstützen.

»Therapeutische Gemeinschaft« wird in Wikipedia (https://de.wikipedia.org/wiki/Therapeutische_Gemeinschaft [12.11.2017]) folgendermaßen definiert:

> »Die therapeutische Gemeinschaft ist einerseits ein therapeutisches Feld. Sie nutzt die Gesamtheit aller in einem Krankenhaus wirkenden therapeutischen Kräfte. Gleichzeitig ist sie die Gemeinschaft aller Patienten, die sich gegenseitig bei ihrem Therapieprozess unterstützen. Eine therapeutische Gemeinschaft ist eine Lebensgemeinschaft auf Zeit. Menschen mit vergleichbaren Problemen entschließen sich, die Kraft der Gemeinschaft zu nutzen, um sich unter Anleitung von Fachleuten gegenseitig zu ›therapieren‹.«

Die in der Definition genannte Gemeinschaft der Patienten entsteht durch das geschilderte Prinzip der Offenheit. Ohne dieses Prinzip wäre eine gemeinsame, sich gegenseitig unterstützende Vorgehensweise durch die symptomhomogene Gruppe der Jugendlichen nicht denkbar.

Hierzu eine Geschichte aus der Anfangszeit der Konzeptentwicklung des Gerhard-Bosch-Hauses.

Fallbeispiel: Offenheit

Im Rahmen der ersten gruppentherapeutischen Sitzung wurden die Jungen aufgefordert, sich gegenseitig über ihren Aufenthaltsgrund, d. h. über die von ihnen begangenen sexuellen Übergriffe, zu informieren. Die Gruppe reagierte darauf einmütig mit der Aussage: »Das haben wir doch schon getan! Wir waren doch bis jetzt alles Diebe und wollten nicht erst hier erzählen, warum wir wirklich hier sind. Das wäre doch peinlich gewesen.« Das heißt, die Jungen hatten

sich bis zu diesem Zeitpunkt untereinander als »Diebe« bezeichnet und nicht über ihre sexuellen Übergriffe gesprochen.
Diese Erfahrung hat im Rahmen der Konzeptentwicklung dann dazu geführt, das Prinzip »Offenheit« wie dargestellt auf verschiedenen Ebenen zu etablieren.

Weiter gefasst, bedeutet »therapeutische Gemeinschaft« nach Rotthaus (1990, S. 162):

> »Die wesentliche Lehre aus den Modellen der therapeutischen Gemeinschaft und der Milieutherapie besteht darin, dass die Klinik dann eine therapeutische Institution ist, wenn es gelingt, ein integriertes multipersonales Beziehungsangebot zu verwirklichen, das die Möglichkeit zu therapeutischen Entwicklungserfahrungen auf den verschiedensten Ebenen bietet, mit anderen Worten: wenn ein Kontext – und zwar nicht nur für den Patienten, sondern auch für seine Bezugspersonen! – geschaffen wird, der zu erneuter Koevolution herausfordert.«

4.3.9 Therapeutische Rituale

Die oben erwähnten Vorgehensweisen zur Herstellung von Offenheit leiten über zu den Möglichkeiten, in einer stationären Gruppe Rituale therapeutisch zu nutzen. Rituale sind theoretisch grob in zwei Gruppen einteilbar (Boekhorst 1988): So kann von »Übergangsritualen« und »Bestätigungsritualen« gesprochen werden. Übergangsrituale stellen Verhaltensweisen zur Verfügung, die helfen, Entwicklungsschritte oder Entwicklungsübergänge zu bewältigen. Bestätigungsrituale bestätigen Beziehungen, sichern Beziehungen ab, indem sie Verhaltensweisen zur Verfügung stellen, mit deren Hilfe Sicherheit in der Zugehörigkeit zu einem System bestätigt wird.

Beide grob skizzierten Gruppen sind vorzüglich für die Arbeit mit sexuell devianten Jungen, wahrscheinlich grundsätzlich für die Arbeit mit Jugendlichen geeignet. Übergangsrituale können dazu genutzt werden, die Aufnahme eines neuen Jungen in die bestehende Gruppe zu ermöglichen. So haben sich die oben geschilderten Vorgehensweisen zur Herstellung von Offenheit bezüglich der sexuellen Übergriffe in der Gruppe des Gerhard-Bosch-Hauses weitgehend ritualisiert (Rotthaus u. Gruber 2005). Die Jungen haben diesen Gesprächsrunden eigene Namen gegeben (z. B. »Ausquetschungsrunde« für die Offenlegung in der Gruppentherapie), verlangen die Durchführung der Rituale, wenn sie denn von den Erwachsenen vergessen werden sollten, und »feiern« den neuen Jungen als neues, vollwertiges Gruppenmitglied, wenn er denn beide Rituale, d. h. die Vorstellungsrunde nach dem ersten Abendessen mit erster Darstellung der begangenen sexuellen Übergriffe und die Offenlegung der sexuellen Übergriffe in der Gruppentherapie (das Offenlegungsritual in der Gruppentherapie kann mehrere Sitzungen umfassen), d. h. die damit verbundenen Übergänge, erfolgreich absolviert hat. Den neuen Jungen erfüllt diese Würdigung durch die »alten« Jungen regelmäßig mit Stolz auf die erste vollbrachte Listung im therapeutischen Prozess. Ebenso ist das Verhandeln einer neuen Ausgangsstufe (»Freizügigkeitserprobung«) mit dem zuständigen Therapeuten zu einem Übergangsritual entwickelt worden, durch das der jeweilige Junge im günstigen Fall mit der Möglichkeit zu schrittweisem unbegleiteten Ausgang aus der Verhandlung herauskommt und dabei gleichzeitig einen deutlichen Statusgewinn in den Augen der Gruppe erzielt. Auch dieser »Erfolg« wird meist von den anderen Jungen positiv gekennzeichnet: durch Beifallklatschen, Jubeln, Hochlebenlassen ... Die Ausgangsstufen, wie im Gerhard-Bosch-Haus der LVR-Klinik Viersen definiert, untergliedern sich in insgesamt fünf Grade der Freizügigkeit, d. h. des unbegleiteten Ausgangs:

- Stufe 0: Hier wird der Junge bei allen Wegen außerhalb der Station von Mitarbeitern begleitet.
- Stufe I: Auf dieser Stufe darf sich der Junge im Gebäude, in der die Station untergebracht ist, unbegleitet bewegen (z. B. zu den Therapiegesprächen, an die Pforte, um Botengänge zu erledigen, us.w)
- Stufe II: Auf dieser Stufe ist unbegleiteter Ausgang ins das Gelände der Kinder- und Jugedpsychiatrie erlaubt.
- Stufe III: Diese Stufe ermöglicht unbegleiteten Ausgang in den Ort Süchteln.
- Stufe IV: Diese Stufe beinhaltet freien, unbegleiteten Ausgang.

Dabei ist wichtig zu erwähnen, dass die einzelnen Stufen vom zuständigen Therapeuten im Rahmen der »Gespräche zur Ausgangsverhandlung« genehmigt werden. Die Verhandlungen stellen ein wichtiges Übergangsritual dar. Nur der Therapeut führt diese Verhandlungen und genehmigt die Ausgangsstufe – natürlich in Kenntnis und unter Berücksichtigung der Einschätzungen des multiprofessionellen Teams. Nur er muss diese Ausgangsstufen auch verantworten (gegenüber der Klinikleitung, bei erneuten sexuellen Übergriffen während des unbegleiteten Ausgangs auch gegenüber der Öffentlichkeit oder der Justiz). Die Bezugsbetreuer der Gruppe haben dagegen die Aufgabe, differenziert die möglichen unbegleiteten Wege innerhalb einer Ausgangsstufe mit dem Jugendlichen zu verhandeln und zu genehmigen. Die Stufen I bis III sind in viele einzelne Wege unterteilbar, die noch dazu zeitlich gestuft werden können. So kann z. B. ein Junge auf Stufe I genehmigt bekommen, für 30 Minuten eine andere Station im selben Haus zu besuchen. Oder er bekommt genehmigt, unbegleitet zur Gruppentherapie gehen zu dürfen. Auf Stufe II darf er nach Verhandlungen mit seinem Bezugsbetreuer z. B. alleine zur Schule auf dem Klinikgelände gehen, muss sich aber u. U. von dort telefonisch melden und mitteilen, dass er angekommen ist. Auf der anderen Seite kann er auch verhandeln, 30 Minuten unbegleitet zu einem anderen Haus der Klinik zu gehen, um dort andere Jugendliche zu treffen.

Auf Stufe III kann einem Jungen vom Bezugsbetreuer dann genehmigt werden, eine Stunde in den Ort zu gehen, um einzukaufen. Er muss dann zielgerichtet einen bestimmten festgelegten Supermarkt aufsuchen und muss wie von allen anderen Wegen auch pünktlich zurückkommen.

Der große Vorteil dieses Vorgehens besteht darin, dass für die Jungen klare Ansprechpartner definiert sind, mit denen sie ihre jeweiligen Anliegen bezüglich unbegleiteten Ausgangs verhandeln können. Auch der Weg ist klar: zuerst Verhandlungen mit dem Therapeuten. Dafür muss ein Termin vereinbart werden, dazu muss der Therapeut angesprochen werden. Anschließend kann der Bezugsbetreuer schrittweise innerhalb der genehmigten Ausgangsstufen kleinschrittig die unbegleiteten Wege verhandeln bzw. genehmigen. Die Verantwortlichkeit für diese Freizügigkeit liegt beim Therapeuten, nicht beim Bezugsbetreuer. Die Stufe genehmigt der Therapeut; was innerhalb der Stufe erlaubt wird, genehmigt der Bezugsbetreuer. Dies wurde von den Bezugsbetreuern immer als entlastend empfunden. Es wird hier auch die »klare Trennung der Verantwortungsbereiche und ein Einräumen möglichst großer Freiheitsräume« deutlich, was dazu führt, »dass die Mitarbeiter Experten werden in ihrem Bereich« (Rotthaus 1990, S. 167).

Auf diese Weise lassen sich viele Anforderungen in einer stationären Behandlungseinheit als Entwicklungsschritte definieren, und es werden den Jungen Übergangsrituale zur Verfügung gestellt, die helfen, die neuen Schritte zu bewältigen. Es kommt dabei auch stark das Prinzip »Verhandeln statt Behandeln« (vgl. Gruber 1998) zur Geltung, das in besonderer Weise die Verantwortung des einzelnen Jungen für die Erreichung seiner Ziele formuliert. Ohne dass er sich dafür einsetzt, mit den zuständigen Erwachsenen unter Nutzung zur Verfügung gestellter Rituale im Sinne seiner Interessen »zu verhandeln«, kann er bestimmte definierte Ziele nicht erreichen.

Ebenso beliebt sind Bestätigungsrituale: Jugendliche schätzen jede Form von Ritual, die ihnen die Sicherheit der Zugehörigkeit zu einer Gruppe bestätigt. Hierzu gehören An- und Abmelderituale in der Gruppe, Sitzordnungen in therapeutischen Gruppen, Abläufe bei der Auswahl des gemeinsamen Fernsehprogramms etc.

Da diese Form der Rituale genauso beliebt ist wie die vorher geschilderten Übergangsrituale, ist ihre Durchführung oft garantiert. Zudem erleichtern sie im Gruppenalltag das Zusammenleben, weil sie eine große Zahl von Auseinandersetzungen in den Gruppen um die ritualisierten Bereiche vermeiden helfen. Voraussetzung für den »Erfolg« der Rituale ist, dass auch die beteiligten Erwachsenen sie ernst nehmen, ihre Form respektieren und sich nicht darüber hinwegsetzen.

4.3.10 Systemische Arbeit mit dem Bezugssystem der Jugendlichen

Dieser Bereich der therapeutischen Arbeit ist durch folgende Besonderheiten gekennzeichnet: *Zum einen* gibt es im Lebensbereich sexuell devianter Jungen häufig »zerstörte« oder, anders gesagt, nur noch rudimentäre Familiensysteme.

Das bedeutet, es gibt oft nur noch schwache Beziehungen zu einzelnen Familienmitgliedern, sei es Mutter oder Vater, seien es andere Familienmitglieder wie Großeltern oder Geschwister. Väter sind sehr häufig in keiner Weise präsent. Sie sind oft schon früh aus jeder Verantwortung verschwunden, oft noch nicht einmal namentlich bekannt. Vielfach entsteht dieser Typus der kaum präsenten Familie durch jahrelange nicht förderliche Betreuung der Jungen in der Jugendhilfe. Dort wurde dann nicht versucht, die Familien in die Arbeit mit einzubeziehen, oder es wurde sogar auf möglichst wenig Kontakt Wert gelegt. Viele Familien haben aus sich heraus nicht die Kraft gefunden, Kontakt zu einem Kind aufrechtzuerhalten, das nicht mehr in der Familie lebt.

Zum anderen tritt ein Problem ins Blickfeld, das häufig in der Zusammenarbeit mit den wenigen »klassisch« organisierten Familien (besetzte Vater- und/oder Mutterrolle, interessierte Erwachsene, finanziell abgesicherte Familie und Berufstätigkeit mit gutem sozialen Status) entsteht: Es herrschen in solchen Familien oft sehr stark ausgeprägten Neutralisierungstechniken. Die sexuellen Übergriffe werden geleugnet und in ihren Auswirkungen auf das Opfer - vor allem bei innerfamiliärem Missbrauch - bagatellisiert. Der Nutzen solcher Mechanismen besteht ganz eindeutig darin, die »Familie als System« zu erhalten, am liebsten so, wie es vor der Aufdeckung der sexuellen Übergriffe war. Überlegungen, die diesen Wunsch gefährden wie beispielsweise die Fragen nach einer Therapie für das Opfer und nach einer Therapie mit dem Täter, werden vor vorneherein ausgeblendet oder negiert. Nur durch eine Haltung von großem Respekt gegenüber den betreffenden Familien und der Vermeidung jeglicher Schuldzuschreibungen und jeglichen Vorwurfs, die den Widerstand gegen eine therapeutische Arbeit vergrößern würden, sind diese Familien zur

Zusammenarbeit zu gewinnen. Häufig führt jedoch die Ausweglosigkeit der Situation des Jungen (»Inhaftierung bei Verweigerung der Aufnahme« durch die Jungen) zwar zu einer Aufnahme der Jungen. Sie ist dann aber vom ersten Moment an durch Kritik, Abwertung und Verneinung ihrer Notwendigkeit durch die Herkunftsfamilien gekennzeichnet.

Auf der anderen Seite haben Jugendhilfegruppen häufig im Leben von Jungen die Funktion eines Familienersatzes gewonnen: Sei es, dass - wie oben beschrieben - die noch vorhandenen Familienteile immer unbedeutender wurden, oder sei es, dass es keine familiären Bezugspunkte mehr gab oder gibt. In solchen Fällen hat es sich bewährt, gemeinsam mit den Jugendlichen Kontakte zu potenziellen Bezugspersonen ausfindig zu machen und sie zu fragen, ob sie die Möglichkeit zur Verantwortungsübernahme überhaupt ergreifen wollen. In der Folge kann sich ein Prozess entwickeln, der dadurch gekennzeichnet ist, dass die Jugendlichen Wünsche und Bedürfnisse formulieren und die möglichen Bezugspersonen sich damit auseinandersetzen. Das kann bedeuten, dass der Kontakt auch schnell wieder abgebrochen wird, was nicht selten geschieht, wenn die betroffenen Erwachsenen den Aufenthaltsgrund des Jungen in der stationären Einrichtung erfahren. Die Jungen müssen dann lernen, diese (erneute) Enttäuschung zu verarbeiten. Hilfreich kann es sein, sie darin zu unterstützen, nicht länger das Bedürfnis nach familiären Beziehungen zum Hauptthema ihres Handelns zu machen. Es kann gelingen, die Jungen dazu zu bewegen, sich auf eine selbstverantwortliche Lebensplanung zu konzentrieren, anstatt auf die Verantwortungsübernahme durch Erwachsene zu hoffen.

In diesem Prozess kann es aber auch zu einer gegenteiligen Entwicklung kommen: Die wiedergefundenen Bezugspersonen stimmen Kontakten zu und lassen sich auf eine Annäherung ein. Hier geht es dann darum, diese Beziehungen zu begleiten und mit ihnen zu einem Maß an Nähe und Kontakt zu kommen, das für beide Seiten zufriedenstellend ist und das keine der beiden Seiten überfordert. Häufig bestand jahrelang gar kein oder nur sehr wenig Kontakt. Es besteht dann die Gefahr der Idealisierung im Sinne von: »Wir holen jetzt alles nach!«

In Bezug auf die geschilderten »Mittelschichtsfamilien« ist anzumerken, dass nur eine Zusammenarbeit, die die Befürchtungen dieser Familien (»Unsere Familie geht kaputt«) sehr ernst nimmt und die Bedeutung der beschriebenen Bagatellisierungen und Leugnungen respektiert, die Chance eröffnet, die Familien in einer Weiterentwicklung zu unterstützen. Hilfreich ist es in diesem Zusammenhang, wenn z. B. das zuständige Jugendamt die Funktion der Grenzsetzung in Bezug auf Kontakte zwischen beispielsweise jüngeren Geschwisterkindern (Opfern der sexuellen Übergriffe) und den sich in Behandlung befindlichen Jungen übernimmt. Therapeutisch Verantwortliche sollten es vermeiden, Verantwortung für die Kontrolle und Verantwortung für die Therapie zu gleicher Zeit zu übernehmen. Sie können zudem nur Empfehlungen aussprechen, sie aber nicht durchsetzen - deshalb sollten sie es auch gar nicht erst versuchen. Eine Einschätzung der Risiken eines unvorbereiteten Zusammentreffens von Opfern und Tätern ist den für die Opfer zuständigen therapeutisch Verantwortlichen vorbehalten. An dieser Stelle ist es sehr wichtig, die Basis der Zusammenarbeit mit den Familien gut zu pflegen, aber es ist auch notwendig, eine klare Positionierung im Sinne eines Opferschutzes vorzunehmen: Ein unkontrolliertes Zusammentreffen von Opfern und Tätern kann zu einer erneuten traumatischen Erfahrung der Opfer führen. Sie muss vermieden werden, und dies muss gegenüber den Familien klar kommuniziert werden.

Verläuft der Prozess der Zusammenarbeit jedoch kooperativ, dann bedeutet dies zunächst, dass die Eltern oder Bezugspersonen mit dem tatsächlichen Ausmaß der sexuellen Übergriffe in ihrer Familie konfrontiert werden. Dies müssen die Jungen leisten. Sie übernehmen damit eindeutig Verantwortung für das Zustandekommen der Übergriffe. In diesen Gesprächen haben sie die Aufgabe, die sexuellen Übergriffe detailliert zu schildern und ihre Handlungen als geplant und überlegt (das sind sie fast immer) darzustellen. Sie müssen erklären, welche Motive sie zu den Übergriffen bewogen haben.

Damit eröffnen sie die Möglichkeit von Gesprächen über ihr Verhalten und ihre Emotionalität, die eine Leugnung der Übergriffe oder ihre Bagatellisierung durch die Eltern nicht mehr möglich macht. Dies soll selbstverständlich nicht zu Beginn einer stationären Behandlung geschehen, sondern bedarf therapeutischer Vorarbeit durch die Jungen, damit sie sich ihrerseits diesem Prozess mit den Eltern in der beschriebenen Weise stellen können. Diese meist sehr emotionalen Zusammentreffen bedeuten auch das Entstehen einer neuen Gesprächskultur innerhalb der Familien. Es wird über sehr persönliche und emotional besetzte Themen gesprochen, und dieses Sprechen bietet die Chance der Entwicklung von großer Nähe. Auch Gefühle wie Wut, Hass, Abscheu oder Ekel können im Raum sein und müssen von Therapeuten aufgegriffen und als berechtigt konnotiert werden.

Im weiteren Verlauf kann sich die Möglichkeit eines erneuten, aber gut geplanten und kontrollierten Zusammentreffens von Geschwistern, d. h. von Tätern und Opfern, ergeben, idealerweise begleitet durch die für die Opfer therapeutisch Verantwortlichen, auch - am angenehmsten für die Opfer - in dessen Räumlichkeiten. Opfer und Täter sind darauf vorzubereiten: So können die Opfer altersentsprechende Fragen vorbereiten, Ängste formulieren, die eigene Befindlichkeit zum Thema machen und Ideen oder Wünsche für die Gestaltung eines möglichen zukünftigen Kontaktes äußern.

Die Täter müssen darauf vorbereitet zu sein, Verantwortung für das Zustandekommen der sexuellen Übergriffe zu übernehmen. Sie müssen konkret am Ablauf darstellen, dass nur sie diese Übergriffe wollten und wie sie sie initiiert haben. Sie entlasten damit die Opfer von dem Gedanken, am Zustandekommen der Übergriffe in irgendeiner Weise beteiligt gewesen zu sein. Sie müssen den Opfern ihre Motive erläutern (in altersgerechter Sprache) und darstellen, warum sie glauben, solche Handlungen gegenüber den Opfern nie wieder begehen zu werden. Dabei können sie auf den Prozess der Therapie, die dabei erzielten Fortschritte und auf Kontrollfähigkeiten, die sie noch entwickeln müssen, verweisen. Ob es zu weiteren Kontakten, z. B. Besuchen in der Einrichtung bei den Jugendlichen oder zu

Besuchen der Jugendlichen zu Hause und möglicherweise zu Übernachtungen kommen kann, hängt bei innerfamiliärem Missbrauch immer entscheidend von der Einschätzung der Opfer durch die therapeutisch Zuständigen ab. Jedweder Prozess einer Annäherung ist aber intensiv durch die Kooperation der Täter- und Opfertherapeuten zu begleiten. Jede Form der Annäherung ist in ihren Auswirkungen zu beobachten, und es muss jederzeit die Möglichkeit geben, den gesamten Prozess auszusetzen. Hierbei ist es wichtig, die Loyalität der Opfer gegenüber den Familien im Auge zu halten. Besonders bei sehr jungen Opfern und Familien mit starken Ansprüchen an ein zukünftiges erneutes Zusammenleben von Tätern und Opfern muss auch das zuständige Jugendamt das »Wohl der Opfer« im Auge behalten und gegebenenfalls deutlich Grenzen für das zukünftige Zusammenleben markieren. Ob dies im Einzelfall gelingt, hängt dann auch von den Familiengerichten ab.

Haben Übergriffe außerhalb der Familien stattgefunden, müssen sich die Familienmitglieder nach der bereits beschriebenen Darstellung der Übergriffe durch die betreffenden Jugendlichen auch mit den dadurch ausgelösten Gefühlen auseinandersetzen. Hinzu kommen aber Themen, die das soziale Umfeld der Familien und der Jungen berühren. Wer hat alles von den Übergriffen erfahren? Bei innerfamiliärem Missbrauch gelingt es in der Regel, die Informationen darüber auf die Familien und die eng mit der Betreuung der Opfer beschäftigten Erwachsenen (Erzieherinnen im Kindergarten, Lehrer/innen) zu begrenzen. Bei extrafamiliärem Missbrauch sind oft wesentlich mehr und größere Personengruppen informiert: die Eltern des Opfers, ihre Bekannten, häufig Nachbarn und Mitschüler und teilweise auch bisher fremde Personen. Dies kann im gesamten sozialen Umfeld große Erschütterungen auslösen und große Veränderungen anbahnen. Es kann für die Familien notwendig werden, umzuziehen, gegebenenfalls Wohneigentum zu verkaufen. Beziehungen können zerbrechen, Schulwechsel für Geschwister kann notwendig werden (wenn sie selbst nicht übergriffig geworden waren, aber ständig mit der Tat konfrontiert werden).

Auch für die Beziehungen der Eltern untereinander kann die Offenlegung und die Aufgabe von Bagatellisierungen und Leugnungen eine schwere Belastungsprobe darstellen. Unterschiedliche Haltungen zu den sexuell übergriffigen Jungen können Konflikte erzeugen, die meist sehr stark emotional befrachtet sind. Die Frage der »Schuld« an der Entwicklung der Täter führt häufig zu wechselseitigen Schuldzuschreibungen.

Diese Themen und ihre Bearbeitung in den Familien erfordern eine sehr intensive Zusammenarbeit zwischen Therapeuten und Familien. Sie stellen auch die Therapeuten vor große Herausforderungen: Geht es doch meist um sehr aufwühlende Themen und intensive Gefühle, die von den Therapeuten akzeptiert werden müssen im Vertrauen darauf, dass sich nur so etwas Neues und Positives entwickeln kann.

Die Zusammenarbeit mit (ehemaligen) Jugendhilfegruppen gestaltet sich meist deshalb schwierig, da die wenigsten Einrichtungen bereit sind, auch nach Entlassung der Jugendlichen (und diese erfolgt meist umgehend nach Aufdeckung von sexuellen Übergriffen) weiter Kontakt mit ihnen aufrechtzuerhalten, selbst dann nicht, wenn das zuständige Jugendamt diese Kontakte finanziell unterstützt (Jugendhilfeeinrichtungen, die die Jungen vorher betreut haben, brechen den Kontakt nach der Aufdeckung meist ab). Die betreffenden Jugendlichen verlieren dann unter Umständen alle bisher für sie wichtigen (und oft auch einzigen) Bezugspersonen. Ein solcher Kontaktabbruch bedeutet den Verlust eines Zuhauses, oft sogar den Verlust von »Heimat«, d. h. auch von Zugehörigkeit zu einer Region, und während eines stationären Aufenthaltes den Verlust eines Zieles: Die Jugendlichen wissen nicht mehr, wohin sie »zurückkehren« sollen. Dies erschwert die positive Entwicklung der Jugendlichen verständlicherweise ganz erheblich. Die sich daraus ergebenden Fragen sind Themen, die in der Einzel- und Gruppentherapie zu bearbeiten sind.

Im günstigsten Fall bieten die Jugendhilfeeinrichtungen einen Fortbestand der Kontakte, verbunden mit einer Fortsetzung der Betreuung nach einer (erfolgreichen) Therapie, an. Erfolgreich bedeutet, dass die Jugendlichen Entwicklungen gemeistert haben müssen, die

die Betreuung durch die Jugendhilfeeinrichtungen nicht überfordert. Sie müssen in der Lage sein, sie zukünftig verantwortlich zu betreuen, d. h., die Jugendlichen selbst und die Jugendhilfeeinrichtungen müssen mit großer Wahrscheinlichkeit versichern können, dass es keine weiteren sexuellen Übergriffe mehr geben wird. Diese Entscheidung fällt dann meist im Rahmen einer Zusammenarbeit, an deren Anfang auch die Offenlegung der sexuellen Übergriffe durch die Jugendlichen steht. Auch in Jugendhilfeeinrichtungen gibt es -allerdings nur noch selten und in wesentlich geringerem Ausmaß als in Familien - Bagatellisierungs- und Leugnungstendenzen. Letztere dienen meist der »Entschuldung« von Betreuungsdefiziten oder sind Versuche, »den guten Ruf« der Einrichtungen nach außen zu erhalten. Allerdings sind beide Strategien in den letzten Jahren zunehmend selten aufgetreten: Die meisten Jugendhilfeeinrichtungen stellen sich mittlerweile der Aufdeckung von sexuellen Übergriffen und setzen sich intensiv mit den dabei für zukünftige präventive Arbeit gewonnenen Erkenntnissen auseinander.

Der Prozess der Zusammenarbeit mit Jugendhilfeeinrichtungen, die sich weiterhin in der Verantwortung für Jugendliche sehen, bedeutet neben der bereits beschriebenen Offenlegung der sexuellen Übergriffe dann analog zur Arbeit mit Familien eine Auseinandersetzung mit den mit den Übergriffen verbundenen Gefühlen. Sie findet allerdings meist in distanzierterer Form statt, da die Mitarbeiter in den Einrichtungen in der Regel nicht mit derselben emotionalen Beteiligung involviert sind, wie dies bei Eltern der Fall ist. In der Folge kann es zu einem analogen Vorgehen in Bezug auf die Opfer kommen, falls diese ebenfalls in der Einrichtung leben.

Ein wesentlicher Teil der Zusammenarbeit besteht dann darin, die Jugendhilfemitarbeiter zu motivieren, den Prozess der Therapie der Jugendlichen zu unterstützen und - ebenso wie Familien - als Ansprechpartner für die Jugendlichen zur Verfügung zu stehen. Die Gespräche mit ihnen beziehen sich dann auf die Entwicklung der Jugendlichen und zuletzt auf die Planung der Rückkehr in die Jugendhilfegruppe bzw. ihre Erprobung. Kommt es nicht zur Rückkehr in dieselbe Jugendhilfeeinrichtung, ist dies das Ergebnis einer gemeinsam gefundenen Entscheidung im eben skizzierten Prozess. In diesem Prozess können die Jugendlichen auch formulieren, nicht zurückkehren zu wollen, weil sie sich für die Zeit nach der Entlassung aus der stationären Therapieeinrichtung eine andere Wohnform wünschen.

4.4 Unterstützende Maßnahmen

Grundsätzlich bedarf multiprofessionelle stationäre Therapie einer guten Vernetzung und einer guten Kooperation aller Beteiligten. Nur dann können die unterschiedlichen Perspektiven auf einen Jugendlichen und auch die gruppendynamischen Prozesse unter den Jugendlichen genutzt werden. Vernetzung erfolgt in gemeinsamen Besprechungen und bedarfsorientiert über kurze Kommunikationswege.

Die wesentlichen den Therapieprozess unterstützenden bzw. ergänzenden Angebote sind: Musiktherapie, Ergotherapie, soziale Interaktionsgruppen, Kunsttherapie, gruppendynamische Angebote, Sexualkunde und Elemente der Drogenberatung.

Im Rahmen von *Musiktherapie* erleben Jugendliche die Anforderung, aber auch die Möglichkeit, sich frei von strukturierenden Vorgaben (außer bezüglich Zeit, Raum und des Mediums Musikinstrument) eine Ausdrucksform wählen zu können – und zu müssen. Dies wird entweder sehr geschätzt - von Jugendlichen, die spontan in der Lage sind, sich auf solche Situationen einzulassen - oder zunächst abgelehnt - von Jugendlichen, die sich durch unstrukturierte Situationen überfordert fühlen. Beide Ausgangslagen führen in der Regel dazu, dass im Rahmen von Musiktherapie individuelle Problemlagen, Stile und Stimmungen ihren Ausdruck finden. Dieser Ausdruck wird dann begleitet durch das Zusammenspiel mit dem Musiktherapeuten. Diese interaktionelle Komponente - also die dialogische Nutzung verschiedener Instrumente und die Möglichkeit, dabei mit Menschen zu kommunizieren - ist erfahrungsgemäß die größte musiktherapeutische Herausforderung für die Jugendlichen. An diesem Prozess – dem Prozess der Entwicklung eines abgestimmten oder aufeinander bezogenen

Vorgehens – lassen sich Entwicklung der Wahrnehmung des Gegenübers, das Sicheinlassen auf neue Impulse und die Regulation eigener Wünsche und Ideen bzw. Stimmungslagen hervorragend erkennen. Faszinierend sind dann die Einschätzungen von Musiktherapeuten im multiprofessionellen Team, die ohne vorherige Kommunikation mit den übrigen Beteiligten meist zu einer stimmigen Einschätzung mit den übrigen Teammitgliedern kommen. Musiktherapeutische Erfahrungen ergänzen so die Erfahrungen eher kognitiv orientierter Verfahren hervorragend. Zudem erlauben sie es, gerade eher gehemmten, wenig kognitiv orientierten oder im emotionalen Ausdruck eher schwachen Jugendlichen neue Seiten ihrer Persönlichkeit zu entdecken, auszuleben und zu entwickeln.

Ergotherapeutische Arbeit bedeutet die Konfrontation der Jugendlichen mit praktischen Tätigkeiten und Anforderungen. Die Bezogenheit auf ein zu erstellendes Produkt und die Konfrontation mit auch handwerklich ausgebildeten Mitarbeitern schaffen andere Erfahrungsräume als die klassischen therapeutischen Angebote. Die in der Ergotherapie erlebten Anforderungen wie Genauigkeit, Respekt vor bestimmten handwerklichen Techniken, Sorgfalt im Umgang mit Werkzeug und Material sind geeignet, den Jugendlichen direkte Rückmeldung über ihre Handlungen zu geben. Zerstörte Werkstücke aufgrund falscher Handhabung des Werkzeuges sind nicht das erwünschte Resultat und können zu Frustration führen. Dies ist eine wichtige Erfahrung für viele Jugendliche, zumal diese Erfahrung dann im eigentlichen therapeutischen Prozess dafür genutzt werden kann, den Umgang mit Frustration auch in anderen Situationen, das Maß der möglichen Entmutigung, das Selbstvertrauen der Jugendlichen und ihre Fähigkeit, Frustrationen überhaupt wahrzunehmen, zu thematisieren. Umgekehrt können Erfolge in der Ergotherapie schnell erkannt und benannt werden und sind geeignet, Selbstvertrauen zu stärken und den Blick auf bisher kaum wahrgenommene Ressourcen zu lenken.

Soziale Interaktionsgruppen fokussieren die Erfahrungen der Jugendlichen auf die Interaktion mit anderen Jugendlichen, die erfahrungsgemäß am sinnvollsten nicht aus der eigenen Gruppe stammen sollten. Andere als die vertrauten Gruppenmitglieder fordern die sozialen Kompetenzen der Jugendlichen in anderer und stärkerer Weise. Grundsätzlich ist ein solches Gruppenangebot eine Quelle von Erfahrungen, die allen Jugendlichen zugutekommt. Besonders in ihren sozialen Kompetenzen eingeschränkte, zurückhaltende, ängstliche und abweisende Jugendliche können von einem geleiteten Prozess in einer solchen Gruppe dazu verführt werden, sich auf strukturierte, angeleitete Weise durch vorgegebene Interaktionsspiele oder -übungen in bisher für sie unbekannter Weise auf andere Jugendliche einzulassen. Hier haben sich auch gemischtgeschlechtliche Gruppen bewährt, ganz einfach, weil die Interaktion mit Mädchen für die meisten Jungen eine wesentlich schwierigere Situation darstellt als die Interaktion mit Jungen.

Unter *kunsttherapeutischen Angeboten* sollen Angebote verstanden werden, die es den Jugendlichen ermöglichen, mit kreativ zu nutzenden Materialien themenzentriert eigene wichtige Themen metaphorisch darzustellen. Dieses Angebot kann in Gruppenform stattfinden und gibt dann dem therapeutisch Zuständigen Gelegenheit, gruppendynamische Prozesse aufzugreifen und zu bearbeiten, die oft bereits in der Behandlungsgruppe ihren Anfang nahmen. Kreativer Ausdruck ist etwas sehr Persönliches, und ein Thema eines solchen Gruppenangebotes, das grundsätzlichen offen ist für die sehr individuelle Ausdrucksweise, ist auch die mögliche Gefahr von Be- oder Abwertungen ebendieser persönlichen Ausdrucksweise durch Gruppenmitglieder. Dieses Gruppenangebot eignet sich deshalb ganz besonders dafür, solche Be- und Abwertungsverhaltensweisen der Jugendlichen aufzugreifen und in ihren (beabsichtigten und erzielten) Wirkungen zu bearbeiten. Da dieses Thema ein schwieriges, aber wichtiges und oft zentrales Thema für diese Jugendlichen ist, sind Erfahrungen in einer solchen Gruppe sehr wichtige Elemente des Therapieprozesses.

Besondere Bedeutung kommt zudem zwei Gruppenangeboten zu, die regelmäßig stattfinden sollten: Zum einen handelt es sich um ein Angebot, das die *Besprechung alltäglicher Probleme und Konflikte des*

Gruppenalltags beinhaltet und gruppendynamisch reflektiert, und zum anderen um ein unverzichtbares Angebot zur *Sexualkunde*.

Das erste Angebot ist deshalb so zentral, weil die Gruppendynamik in einer Jungengruppe, geprägt durch große Offenheit für individuelle Themen, dringend einer Reflexion und Bearbeitung bedarf. Wie bereits im Abschnitt zur Soziotherapie dargestellt, zeigt sich im Gruppenalltag (man könnte auch sagen: muss sich zeigen) die dem sexuell devianten Verhalten zugrunde liegende emotionale Dynamik. Sie äußert sich vor allem im Umgang mit den anderen Jugendlichen, findet ihren Niederschlag in den einfachsten zu bewältigenden Alltagssituationen: Wer duscht wie lange, wer hat beim gemeinsamen Fernsehen die Fernbedienung, wer gibt wem verbotenerweise Zigaretten, wer will mit wem Zeit auf dem Zimmer verbringen usw.? All diese Themen werden in dieser Gruppe von den Jungen thematisiert und bearbeitet. Gruppenprozesse und Strukturen und ihr Nutzen oder ihr Nachteil für einzelne Jugendliche werden dabei sehr schnell für alle deutlich. Alternativen können besprochen, vereinbart und beim nächsten Treffen überprüft werden. Die verantwortlichen Erwachsenen nehmen dabei die Haltung von interessierten Beobachtern ein, die Prozesse zulassen, aber auch aufgreifen, verstärken und blockieren (zum Schutz einzelner Mitglieder) und die keinesfalls belehrend oder bewertend auftreten. Sie achten auf die Strukturierung der Gruppe und auf den Respekt vor jedem einzelnen Gruppenmitglied.

Sexualkunde in einer auf die Behandlung sexuell devianter Jugendlicher spezialisierten Gruppe bedeutet auch anzuerkennen, dass bei fast allen Jugendlichen in der Regel gravierende Lücken im Wissen über grundlegende körperliche Zusammenhänge und auch falsche Vorstellungen davon bestehen. Die Jungen kennen oft ihren eigenen Körper nicht, können z. B. die Geschlechtsorgane nicht benennen oder sind unsicher, wie denn nun Kinder gezeugt werden. Höhepunkt in meiner Erfahrungsgeschichte in diesem Zusammenhang waren die Aussage eines Jungen, er sei schwanger (nach homosexuellen Handlungen mit einem anderen Jungen), und die Tatsache, dass die Hälfte der anwesenden Jungen dies glaubte. Neben der Vermittlung körperlicher Prozesse bei Jungen und Mädchen kommen hier auch alle Themen zur Sprache, die das gegenseitige (sexuelle) Interesse von Mädchen und Jungen betreffen: Fragen der Kontaktaufnahme, des Geschlechterrollenverständnisses, der Angst vor Zurückweisung, der eigenen Präferenzen bzw. Aussehen eines Partners oder einer Partnerin, der Verhütung usw.

Andere Angebote können – entsprechend den unterschiedlichen Ressourcen der Mitarbeiter – unregelmäßig und dann zum Einsatz kommen, wenn die Gruppensituation dies erlaubt oder erfordert: Beispielsweise kommen Elemente der *Drogenberatung* zum Einsatz, wenn Jugendliche in der Gruppe leben, die teils schon ausgiebige Erfahrungen meist mit Cannabis und Alkohol vorweisen. Besondere Interessen, etwa an Rap-Musik, können in ein entsprechendes Angebot münden. Es können dann Alternativen zu frauen- und menschenverachtenden und gewaltverherrlichenden Texten entwickelt werden, die vielfach einen starken Bezug zur aktuellen Lebenssituation der Jungen haben.

4.5 Medikamentöse Therapie

In den Leitlinien zur *Diagnostik und Therapie sexuell delinquenten Verhaltens* (Spitczok von Brisinski, Gruber, Hinrichs u. Schaff 2006) wird unter dem Kapitel »Medikamentöse Behandlung« darauf hingewiesen, dass die Datenlage zum Einsatz von Medikamenten wie Leuprolid, Cyproteronacetat, SSRI, Risperidon und Naltrexon

> »hinsichtlich Abnahme von übermäßig häufigem Masturbieren, Zunahme von Erregungskontrolle, Abnahme von übermäßig häufigen sexuellen Fantasien und Abnahme von das Behandlungsprogramm störenden Fantasien« (ebd., S. 73)

unübersichtlich ist und sich auf vereinzelte Berichte beschränkt. Der Einsatz von Antiandrogenen, d. h. von Medikamenten zur Hemmung männlicher Sexualhormone, bedarf einer fortgeschrittenen Pubertätsentwicklung (in der Regel ab 16 Jahren). Vorher muss jedoch der endokrinologische Status der Jugendlichen beurteilt werden (ebd., S, 73 f.).

Zu berücksichtigen ist beim Einsatz von Antiandrogenen, dass bei den wenigen Jugendlichen, die dem Verfasser unter einer solchen Medikation vorgestellt wurden, in der Regel eine psychotherapeutische Bearbeitung der motivationalen Hintergründe der sexuellen Übergriffe erheblich erschwert war, da die Jungen der Meinung waren, angesichts des Medikaments sei eine weitere Behandlung nicht notwendig. Ein Absetzen der Medikamente war jedoch nicht nur deshalb notwendig: Alle diese Jungen litten unter erheblicher Gewichtszunahme und klagten über Brustwachstum. In fast allen diesen seltenen Verläufen konnte nach Absetzen im Übrigen auf einen erfolgreichen Psychotherapieverlauf zurückgeblickt werden.

4.6 Rückfallprophylaxe

Der Begriff »Rückfallprophylaxe« wird in der Literatur zur Arbeit mit Jugendlichen nach sexuellen Übergriffen (vgl. Priebe 2008) mit unterschiedlicher Fokussierung benutzt. So wird einerseits von Rückfallprophylaxe gesprochen, wenn eine (erstmalige) Behandlung stattfindet: Durch diese Behandlung sollen dann weitere sexuelle Übergriffe verhindert werden. Behandlung ist dann gleichgesetzt mit Rückfallprophylaxe.

Es wird aber auch – ähnlich wie in der psychotherapeutischen Literatur allgemein – von Rückfallprophylaxe gesprochen, wenn nach Abschluss einer Behandlung den Jugendlichen Methoden oder Angebote zur Verfügung gestellt werden, die erneute sexuelle Übergriffe verhindern, zumindest unwahrscheinlich machen sollen. Die behandelten Jugendlichen sollen darin unterstützt werden, nicht mehr sexuell übergriffig zu werden.

Hier soll der Begriff der Rückfallprophylaxe im letzteren Sinne verwendet werden. Es geht hier also darum, idealerweise in einem Gruppensetting, aber ausgehend vom einzelnen Jungen, die mit ihm erarbeiteten Hintergründe oder Bedingungsvariablen der sexuellen Übergriffe und daraus entwickelte Alternativstrategien auf den realen Lebenskontext zu beziehen. Es wird mit der Gruppe gemeinsam reflektiert, welche Faktoren der Lebenswirklichkeit des Jungen ihn vor die

Herausforderung stellen, sich der neu erworbenen Alternativstrategien zu bedienen: Wird er mit Kränkungen konfrontiert, die ihn emotional so destabilisieren, dass er den Wunsch verspürt, sie zu kompensieren? Ignoriert er diese Kränkungen? Leugnet er seine emotionale Betroffenheit? Trifft er auf Kinder, die er sexuell attraktiv findet? Versucht er, Kontakte zu solchen Kindern zu vermeiden, oder sucht er sie auf? Wie viel Nähe kann er sich dann leisten, wo ist der Ausstiegspunkt?

In diesem Sinne begleitet die so verstandene Rückfallprophylaxe die Jungen in ihren zunehmenden Kontakten zur alltäglichen Realität auf dem Gelände der Einrichtung, in Schule, Berufsvorbereitung oder im Rahmen von Praktika. Grundlage für eine sinnvolle und effektive Rückfallprophylaxe ist eine gute Kenntnis des einzelnen Jugendlichen seiner selbst. Zudem muss er gelernt haben, über die Selbstbeobachtungen und Erfahrungen zu sprechen. Ein gutes Arbeitsbündnis mit dem Jungen ist somit auch für eine gelingende Rückfallprophylaxe absolute Voraussetzung.

Ein weiterer Aspekt ist in diesem Zusammenhang, dass der Kontext, in dem der Junge nach der Therapiezeit lebt, entscheidend zur Rückfallprophylaxe beiträgt. Je nach Ausprägung der beim einzelnen Jungen vorhandenen Ressourcen kann es notwendig sein, dass der Lebenskontext stärker strukturierende und auch kontrollierende Funktionen übernimmt. Dabei sind die kognitive Leistungsfähigkeit einzelner Jungen, ihre Identitätsentwicklung, die Stärke ihrer Fähigkeit, sich mit eigenen Meinungen zu positionieren bzw. seine Verführbarkeit und eingeschränkte Fähigkeit zur Abgrenzung von rückfallfördernden Bedingungen zu berücksichtigen: Wie sehr spricht der Junge von sich aus ihn belastende Erfahrungen an, wie sehr muss er danach befragt werden? Wie sehr kann der Junge auf Kontakte zu Gleichaltrigen verzichten, die ihn einladen, Alkohol oder Drogen zu konsumieren? Wie sehr ist er bereit, erarbeitete Grenzziehungen zwischen sich und Kindern zu überschreiten?

Es wird deutlich, dass eine so verstandene Rückfallprophylaxe für jeden Jungen etwas sehr Individuelles darstellt. Dies kann sich in der gewählten und geplanten Lebenswirklichkeit ausdrücken, bedeutet aber auch eine unterschiedlich starke Begleitung einzelner Jungen im Prozess einer Reflexion dieser Lebensumwelt mit Erwachsenen. In diesem Zusammenhang kommt der Bewährungshilfe - alleine schon aufgrund der Dauer der Betreuung durch diese Instanz - eine gewichtige Rolle zu. (Die Bewährungszeit kann sich per Festsetzung bis zu drei Jahren erstrecken.)

5 Fallbeispiel: Tobias

Der 15-jährige Tobias wird nach telefonischer Kontaktaufnahme durch das Jugendamt in Begleitung seiner Eltern und des Jugendamtes zum Vorstellungsgespräch in der spezialisierten Behandlungseinrichtung angemeldet. Dem Jugendamt war zuvor mitgeteilt worden, dass der Junge bereit sein muss, über die ihm vorgeworfenen sexuellen Übergriffe zu sprechen. Dieser Voraussetzung wird zugestimmt. Zudem war auf die Notwendigkeit einer Strafanzeige hingewiesen worden. Der Jugendamtsmitarbeiter hatte dies mit den Eltern besprochen, und sie hatten nach einigem Hin und Her eingewilligt, die Mutter hat die Anzeige erstattet.

Eine Freundin von Tobias' Schwester hat der Klassenlehrerin erzählt, dass Tobias die Schwester missbraucht habe.

Durch dieses Vorgehen noch vor der möglichen Aufnahme, d. h. über die Forderung, dass der Junge über die ihm vorgeworfenen Übergriffe bereits im Vorstellungsgespräch sprechen muss, wird im Kontext des angenommenen Wunsches aller Beteiligten, dass der Junge aufgenommen werden soll, zumindest ein teilweises Einräumen der sexuellen Übergriffe erreicht. D. h.: Der Anlass der Vorstellung wird vom zukünftigen Klienten benannt. Auseinandersetzungen hierüber nach einer Aufnahme sind so unnötig. Zudem besteht von Anfang an ein juristischer »Zwangskontext«, der die Kooperationsbereitschaft des Jungen wesentlich verbessert (Kooperation ist oft erst aufgrund des »Zwangskontexts« möglich). Zwar gibt es noch keine Reaktion der zuständigen juristischen Instanzen, der Junge wurde aber über die Strafanzeige informiert und nimmt an, dass seine Übergriffe in irgendeiner Weise bestraft werden. Dies erlebt er so, dass sein Entscheidungsspielraum bezüglich einer Aufnahme in der Einrichtung sehr eingeschränkt ist.

Der 15-Jährige vermittelt zunächst den Eindruck eines ängstlich und vorsichtig agierenden Jungen, der seine Umgebung taxiert und nur kurz und knapp antwortet. Die Eltern sind freundlich und kooperativ. Sie schildern, dass die zwölfjährige Schwester ihrer Freundin erzählt habe, ihr Bruder mache »Sex« mit ihr. Die Freundin gab diese Information ohne Wissen der Schwester an die Klassenlehrerin weiter, und sie informierte die Eltern. Diese wiederum haben ihr zugesagt, das Jugendamt einzuschalten. Nachdem dies geschehen war, kam es zur Vorstellung.

Eine Offenlegung nicht direkt gegenüber Familienmitgliedern bei innerfamiliärem Missbrauch ist häufig. So wird die Loyalität des Opfers gegenüber der Familie zumindest scheinbar gewahrt. Unsere Erfahrung zeigt, dass das Opfer vorher immer mit einer Rückkoppelung der Information (hier durch die Freundin und die Lehrerin) an das Familiensystem gerechnet hat.

Der Junge berichtet zunächst knapp, aber gut strukturiert über seine Schulsituation. Er sei ein guter Realschüler, habe aber keine Freunde, beschäftige sich am liebsten mit seinem Computer. »Soziale Medien« seien aber »nicht sein Ding«. Er habe eine gute und enge Beziehung zur Großmutter (der Mutter des Vaters), diese habe aber »wegen der Mutter« nicht mitkommen dürfen. Auf Nachfragen äußert die Mutter, dass sie dies verhindert habe – gegen den Willen des Vaters –, der sich gegenüber seiner Mutter nicht abgrenzen könne.

Der Junge berichtet – nach Aufforderung –, dass er seine Schwester einmal nach seinem 14. Geburtstag und zweimal vorher durch »Begrapschen« sexuell missbraucht habe. Die Schwester behaupte allerdings, so berichtet die Mutter, er habe versucht, mit seinem Penis einzudringen. Er sagt, dass das nicht stimme. Die Mutter beginnt, heftig zu weinen, als der Junge seine Handlungen schildert. Auf Nachfragen ergänzt er, dass unter »Begrapschen« das Reiben seines erigierten Penis an der Scheide der Schwester zu verstehen ist. Mehr einzuräumen ist er nicht bereit.

Tobias' Bagatellisierungen sind typisch: Gewalt, Intensität und Häufigkeit der sexuellen Übergriffe werden in den ersten Berichten meist verharmlost oder geleugnet. Hier kommt noch hinzu, dass der Junge mit der Grenze zur Strafmündigkeit (14. Lebensjahr) argumentiert und so recht manipulativ seine juristische »Schuld« zu reduzieren sucht.

Die Eltern sind am Ende des Vorstellungsgespräches mit einer Aufnahme einverstanden. Sie schildern ihren Sohn im Übrigen als intelligent und manipulativ: »Er weiß genau, wie er sich durchsetzen kann.« Die Mutter gibt an, häufig Konflikte mit ihm zu haben, der Vater halte sich raus. Zum Ende des Gespräches teilt die Mutter dem Therapeuten »unter vier Augen« mit, dass sie selbst von ihrem Großvater sexuell missbraucht worden sei.

Nach der Aufnahme in die Gruppe verhält sich Tobias sehr zurückhaltend und beobachtend. Er äußert sich in der Gruppe kaum. Die Eltern rufen selten an, häufiger sind die Großeltern telefonisch präsent.

Im Rahmen der Offenlegungsrituale der Behandlungsgruppe schildert er zunächst dieselbe Anzahl an Übergriffen wie im Vorstellungsgespräch. Allerdings weisen ihn die anderen Jungen darauf hin, dass er aufgrund der Altersgrenze nur wegen *eines* Übergriffs juristisch belangt werden könne (Strafmündigkeit erst mit 14 Jahren). Er gibt an, dass er das wisse. Daraufhin entsteht in der Gruppe großes Misstrauen, geschürt durch seine Kenntnis dieser Grenze und durch die Tatsache, dass er nicht schlüssig darstellen kann, wieso er »plötzlich« mit den Übergriffen aufgehört hat. Er behauptet nämlich, bis zur Aufnahme »einfach so« seine Schwester nicht mehr angefasst zu haben.

In der nächsten Gruppentherapiesitzung eröffnet er, dass er noch etwas seinen Darstellungen hinzufügen müsse. Es stellt sich heraus, dass er in der Zwischenzeit mit seinem Zimmernachbarn intensive Gespräche geführt hat. Der hat ihm vermittelt, dass er »irgendwann« sowieso die ganze Wahrheit sagen würde und es blöd aussehe, wenn das erst nach ein paar Monaten geschehe. Er solle sich gut überlegen, ob es für ihn nicht einfacher sei, »reinen Tisch« zu machen und so sein Gewissen zu erleichtern.

Durch die Organisation der Behandlungsgruppe als »therapeutische Gemeinschaft« (siehe Abschn. »Soziotherapie«) kann Tobias in der Gruppentherapie unter dem Einfluss anderer Jungen, die ihm – in seinen Augen – eine »bessere Strategie« nahelegen, die Übergriffe in einem weit größeren Umfang einräumen als bisher. Zudem bewirkt die Trennung von der Familie, dass er sich traut, die Übergriffe in ihrem ganzen Ausmaß darzustellen.

Tobias berichtet daraufhin, dass er seine Schwester über zwei Jahre hinweg regelmäßig sexuell missbraucht habe. Er wird erneut befragt, und er schildert nun, dass zuletzt auch Gewalt notwendig war, da sie sich dann gewehrt habe. Am Anfang hätten sie im Bett gelegen und sich umarmt bzw. seine Schwester habe ihn getröstet, wenn er von der Mutter wieder geschlagen worden sei. Dann hätten sich aus dieser intensiven Beziehung und körperlichen Nähe zunehmend sexuelle Handlungen »ergeben«: Er habe seine Schwester zunächst überall gestreichelt, auch an der Scheide, und das habe ihn erregt. Später habe er auch versucht, mit seinem erigierten Penis einzudringen. Das habe sie nicht gewollt, sie habe das deutlich gezeigt, das habe er gemerkt. Aber er habe sich über den Widerstand hinweggesetzt. Dazu habe er immer mehr Gewalt einsetzen müssen. Zuletzt habe er seine Schwester sogar gefesselt und einmal auch mit dem Messer bedroht.

Diese nun sehr detaillierten Darstellungen »fließen« geradezu aus ihm heraus. Er wirkt danach erleichtert und wird von der Gruppe als mutig beschrieben und gelobt: »Er gehört jetzt dazu.«

Die Aufgabe der Bagatellisierung fern der Familie erleichtert den Jungen sehr. Dies ist eine typische Beobachtung: Offenlegung ist belastend und erleichternd zugleich. Es kann danach die Kontrolle über unliebsame Informationen aufgegeben werden. Dadurch, dass alle anderen Jungen ähnliche Handlungen begangen haben, kommt es in der Gruppe nicht zu einer Verurteilung. Vielmehr führt die Offenlegung zu einer vollständigen Aufnahme des Jungen in die Behandlungsgruppe. Die Offenlegung in dieser Form hat somit die Funktion eines »Übergangsrituals« zur Aufnahme in die Behandlungsgruppe. Dies bedeutet wiederum, dass er sich dazugehörend fühlt und emotional sicherer und stabiler wird.

Im Alltag auf der Station, in der Schule und in den begleitenden stationären Angeboten entsteht der Eindruck eines zurückhaltenden, eher ängstlichen Jungen, der sich bei jeder Kontaktaufnahme zunächst hinsichtlich der Befindlichkeit des Gegenübers durch intensives Beobachten abzusichern scheint. Er nimmt von sich aus nur sehr zaghaft Kontakt zu den anderen Jungen und auch zu den Erwachsenen auf. Eigene Anliegen zu vertreten fällt ihm sehr schwer. Er spricht dann mit leiser

Stimme, benötigt einen langen Vorlauf und bricht solche Kommunikationsversuche auch ab: »Es ist nichts«, sagt er, wenn er angesprochen wird. In den Einzelgesprächen wird auf Vorschlag des Therapeuten über sein emotionales Erleben gesprochen. Dabei ist überraschend, wie wenig Zugang er zu den die Übergriffe begleitenden Gefühlen hat. Nur langsam kann er über Selbstbeobachtungsübungen, unterstützt durch physiotherapeutische Methoden, etwas mehr über sich und seine Gefühle - ausgehend von körperlichen Empfindungen in bestimmten Situationen - äußern. In der Biografiearbeit setzt er sich mit den bereits angedeuteten Misshandlungen durch seine Mutter auseinander. Er kann schildern, dass sie stattfänden, seit er denken könne. Nach und nach kann er seine Schilderungen der sexuellen Übergriffe durch die dabei entstandenen Gefühle von Stärke, Dominanz und Macht ergänzen.

Beobachtungen aus verschiedenen Kontexten durch das multiprofessionelle Team werden zusammengetragen und reflektiert. Daraus ergibt sich für die Einzeltherapie der Vorschlag, über Gefühle zu sprechen. Hierzu haben die Jungen häufig eine ambivalente Haltung: Einerseits nehmen sie dies gerne an, weil sie diffus Belastung und Unwohlsein spüren, andererseits fällt es ihnen schwer, weil sie wenig Zugang zu diesen Gefühlen haben. Sie kennen häufig nur »gute« oder »miese« Gefühlsqualitäten. Durch vielfältige Selbstbeobachtungsaufgaben in verschiedenen Kontexten kann dann ein Zugang zu eigenen Emotionalität hergestellt werden.

Biografiearbeit in Verbindung mit systemischen Fragetechniken erlaubt zudem eine gute Selbstreflexion unter Einbeziehung des familiären Kontextes. Durch zunehmendes Vertrauen in die Beziehung zu den Erwachsenen werden solche Themen wie die hier angedeuteten Misshandlungen durch die Mutter besprechbar. Aber Aufmerksamkeit ist notwendig: Diese negativen biografischen Erfahrungen können von den Jungen auch genutzt werden, um von den eigenen sexuell übergriffigen Handlungen abzulenken.

In den Familiengesprächen verhält sich die Mutter sehr dominant, während der Vater eher still dabeisitzt. Die Mutter schildert direkt und ohne Zögern, dass sie den Jungen seit der Säuglingszeit geschlagen hat. Zunächst sei er ein »Schreikind« gewesen. Sie sei mit diesem

Problem alleine gewesen, der Mann habe sie nicht unterstützt, und die Großeltern väterlicherseits hätten sie nur kritisiert, da sie gegen die Ehe ihres Sohnes mit ihr gewesen seien. Der Vater gibt an, eine enge Beziehung zu seiner Mutter zu haben. Er habe immer das Gefühl gehabt, »zwischen den Stühlen zu sitzen«. Später - so die Mutter - sei ihr der Sohn »erzieherisch entglitten«. Sie habe kaum mehr Einfluss auf ihn gehabt, da er in Konflikten durch die im selben Haus lebenden Großeltern Unterstützung gegen sie erfahren habe. Deshalb habe sie ihn wieder geschlagen. Das habe die Konflikte weiter eskaliert, aber ihr Mann habe sich groß nicht eingemischt.

Die Mutter empfindet nach eigenen Angaben sehr ambivalent: Einerseits habe sie viel Wut auf den Sohn für das, was er seiner Schwester angetan habe. Sie würde deshalb am liebsten den Kontakt abbrechen. Andererseits habe sie massive Schuldgefühle, da sie sich für die Entwicklung des Sohnes auch eine Mitverantwortung gibt. Die Beziehung zwischen den Eheleuten ist sehr angespannt. Es wird in Einzelgesprächen von Sexualpraktiken berichtet (»Windeln« des Vaters), die der Vater sehr genießt, seine Frau aber ablehnt.

In einem Gespräch mit den Großeltern - zustande gekommen auf Wunsch der Mutter - kämpft die Mutter sehr um eine Abgrenzung von den Großeltern. Ihr Mann lässt sie damit alleine. Die Großeltern, vor allem die Großmutter, verhehlen nicht, dass sie eine Trennung der Eltern begrüßen würden.

In den Familiengesprächen wird der Kontext der Entwicklung des Jungen sehr deutlich. Er ist, strukturell gesehen, zwischen die von den Großeltern abgelehnte Mutter einerseits und die Großeltern und den Vater andererseits geraten. Die Mutter hat ihn dafür - und auch als Kompensation ihrer Hilflosigkeit in Bezug auf Tobias und die Nichterreichbarkeit ihres Mannes - körperlich misshandelt. Die Schwester hat ihn anfangs im Sinne eines funktionierenden geschwisterlichen Subsystems getröstet. Es zeigen sich die Einsamkeit und Hilflosigkeit der Mutter, der Vater tritt trotz sehr deutlicher Wünsche seiner Frau nicht als Ehemann an ihre Seite. Er bleibt mit seinen Eltern verbunden. Die Tatsache, dass es ihn sexuell erregt, wenn seine Frau ihn windelt, kann - bei aller gebotenen Vorsicht - als ein Hinweis auf sexuelle Grenzverletzungen seiner Mutter ihm gegenüber im Rahmen von Pflegehandlungen in der Kleinkinderzeit gesehen werden. Diese Annahme von uns (dem Helfersystem) hat sich in anderen Fällen bestätigt.

Die Familiengespräche sind typisch auch für andere Fälle: Nach der Aufdeckung der Übergriffe sind alle Systemmitglieder in der Regel sehr aufgewühlt und bereit, auch über diese sie aufwühlenden Emotionen zu sprechen. Häufige und oft sehr starke Emotionen beziehen sich auf Verzweiflung über das Geschehene, Hilflosigkeit bezüglich der Gesamtsituation, die man nicht verhindern konnte, Angst vor dem Zerbrechen der Familie und auf Schuldgefühle, hier der Mutter aufgrund der körperlichen Misshandlungen des Jungen und gegenüber der Tochter wegen der erlebten Mitverantwortung für die sexuellen Übergriffe des Sohnes.
Dass diese Gefühle offen geäußert, dass sie zugelassen, ausgehalten und benannt werden, ist für den therapeutischen Prozess des Jungen sehr nützlich. Er kann aus seinem Miterleben lernen, die eigenen Fähigkeiten, solche Gefühle differenziert wahrzunehmen und zu benennen, zu verbessern.

Die Schwester nimmt nicht an den Gesprächen teil. Die Eltern berichten, dass sie sich in Therapie befindet und keinen Kontakt zum Bruder wünscht und diese Haltung von der Therapeutin der Schwester auch unterstützt wird.

Der Vater kommt seinen Sohn schließlich regelmäßig besuchen. Es ist für lange Zeit der einzige Kontakt mit der Familie, den der Junge unterhält. Die Mutter spricht häufig alleine mit dem zuständigen Therapeuten. Sie möchte ihre Emotionalität für sich weniger ambivalent gestalten. Letztendlich akzeptiert sie, dass die Ambivalenz jedoch genau die richtige Empfindung ist. Sie söhnt sich schrittweise damit aus und wird nach eigenen Angaben entspannter. Sie steht sehr an der Seite ihrer Tochter und unterstützt sie darin, sich zu positionieren: keine Kontakte zum Bruder zu wollen und auf ihn wütend sein zu dürfen, trotz einer langen und durch Zuneigung geprägten Beziehung.

Die Arbeit mit Subsystemen erlaubt es den Beteiligten, oft unerträgliche Ambivalenzen aufzugeben und eigene Positionen zu finden und zu vertreten. Was die geschädigte Schwester betrifft: Es wird ihr möglich, »illoyal« gegenüber ihrem Bruder zu sein, sich negative Gefühle ihm gegenüber zu erlauben und so eine positive Entwicklung im Sinne von Abgrenzung und Eigenpositionierung einzunehmen. Eine solche Entwicklung hat sich immer wieder als äußerst hilfreich für einen positiven Therapieverlauf beim Opfer herausgestellt.

Im Kontakt mit Vater bleiben dem Jungen emotionale Bindungen erhalten, die allerdings in diesem Fall die tiefe Spaltung des elterlichen Subsystems symbolisieren. Trotzdem: Der Vater tut das, was er kann, und Tobias fühlt sich wenigstens ansatzweise in familiären Beziehungen geborgen.

Im Alltag der Station fällt nach einiger Zeit auf, dass der Junge extrem manipulativ agiert: Er setzt seine guten kognitiven Fähigkeiten ein, um seine Interessen indirekt über andere, die diese Interessen zu den ihren machen, durchzusetzen. Er ist auf diese Weise nie an Konflikten beteiligt, tritt in insofern fast gar nicht in Erscheinung.

In den Einzelgesprächen werden weiter seine Gefühle betrachtet, und er lernt, Gefühle differenziert wahrzunehmen und auszudrücken. Er kann über Gefühle von Angst, Ohnmacht und massiver Hilflosigkeit berichten: Sie traten vor allem auf, wenn seine Mutter in schlug. Die Schwester habe ihn oft sehr unterstützt und getröstet. Er vermisse sie sehr. Gleichzeitig werden seine manipulativen Strategien im Alltag in der Gruppen- und Einzeltherapie thematisiert – in dieser Reihenfolge!

Andere, ihm kognitiv ebenbürtige Jungen thematisieren ihre Beobachtungen, wie er kognitiv schwächere Jungen für sich ausnutzt, um seine Ziele zu erreichen. Er fühlt sich »ertappt«, kennt sich allerdings nur so, kann andere Strategien nicht schildern. In der Einzeltherapie beginnt er zu verstehen, dass ihn dieses »Leben im Verborgenen« in der Familie vor Schlägen durch die Mutter schützen sollte. Er erkennt sein damaliges Verhalten als sehr nützlich. Auch kann er hinzufügen, dass er schon in der Familie manipulativ agiert hat und sich dann als sehr stark und auch »mächtig« erleben konnte. Kein Familienmitglied habe das durchschaut. Dieses Gefühl von Stärke und Macht, verbunden mit seinem manipulativen Vorgehen, hat er sehr genossen und genießt es auch im Alltag in der Gruppe. Es gibt zu diesem Zeitpunkt nichts Vergleichbares für ihn.

Im Rahmen der unterschiedlichen Therapieangebote erfährt der Junge sehr viel über sich: Er lernt seine bisher konsequent negierten Gefühle kennen, die ihn auch im Alltag als Ohnmacht, Hilflosigkeit und Angst ständig begleiten, und er lernt, zu seinen Strategien – zunächst einmal – zu stehen, sich durch die Abwertung anderer aufzuwerten und emotional zu stabilisieren. Diese Erkenntnisse werden auch in den Gruppentherapien und im Alltag in der Gruppe bearbeitet. Durch die Offenlegung seiner Strategien durch die anderen Jungen werden sie zum Teil wirkungslos. Er ist so noch stärker mit den für ihn unangenehmen Gefühlen von Hilflosigkeit konfrontiert, kann sie aber nicht einfach wie bisher geschickt manipulativ kompensieren.

Bei den therapeutischen Angeboten geht es nun darum, in Absprache mit ihm Alternativen zu entwickeln, die es ihm erlauben, seine Ziele auch auf anderem Wege als über Manipulation zu erreichen. Dabei wird sehr kleinschrittig vorgegangen: Er entwickelt kleine neue Ansätze, um dann genug Mut aufzubringen, sie auch umzusetzen. So nimmt er sich beispielsweise vor, in der »Juko« (Jugendkonferenz) ein konkretes Anliegen anzusprechen. Er leitet die Runde zur Festlegung des wöchentlichen Fernsehprogrammes, er muss Anliegen wie jeder andere Junge mit dem Therapeuten verhandeln, beispielsweise jeden Besuch des Vaters vorher absprechen. Tut er dies nicht, wird der Vater, wenn er trotzdem kommt, wieder weggeschickt. Dies führt erstmalig zu einem Konflikt mit dem Vater. Beide erleben dies für sich überraschenderweise nicht negativ, sondern: »Es hat gutgetan«, ist die Meinung.

Die neuen Situationen, in denen der Junge sich »was traut«, machen ihn stolz. Eine verblüffende Erkenntnis ist aber für ihn, dass er sich darüber nicht freuen kann. Er kann dieses Gefühl zunächst nicht annehmen, weder genießen noch seinen Wert anerkennen. Er wird aber nach dem Umgang mit positiven Erfahrungen befragt, wird auch angeleitet, auf positive Gefühle zu achten.

Nach und nach kann er so stolz sein und sich selber in solchen Erfahrungen als positiv einschätzen und erleben. Parallel dazu findet ein Prozess der Auseinandersetzung mit seinen Eltern statt: Er beginnt, die immer wieder formulierten Angebote der Großeltern, sich mit ihnen gegen die Mutter zu verbünden, abzulehnen, da er spürt, dass er damit erneut »zwischen die Fronten« geraten würde. Er reflektiert seine Situation in den Einzelgesprächen und kann seine zunehmende Fähigkeit und Bereitschaft, sich seinen Gefühlen zu stellen, dafür nutzen, sich zunehmend besser zu positionieren. Dies gelingt allerdings zunächst nur in Einzelgesprächssituationen, erst später auch im Alltag im Kontext der Gleichaltrigengruppe. In Konfliktsituationen fällt es ihm aber immer noch schwer, zu seiner Meinung oder seinen Zielen zu stehen. Zu groß ist immer noch die Verführung, auf altbekannte Manipulationsstrategien zurückzugreifen. Außer sexuell übergriffig zu agieren – so wurde im Laufe des therapeutischen Prozesses deutlich – verfügt er über eine große Zahl an situationsangepassten manipulativen Vorgehensweisen, mit denen er andere so in Situationen manövrieren kann, dass sie sich ihm gegenüber abgewertet und unterlegen fühlen. Dies auf die beschriebene sehr indirekte und ihn wenig fordernde Weise.

Da der manipulative Weg weitgehend versperrt bzw., falls er eingeschlagen wird, durch andere im Rahmen der therapeutischen Gemeinschaft besprechbar ist, kann und muss er sich schrittweise auf neue Wege einlassen. Die anderen Jugendlichen legen nämlich offen, wenn sie sich von ihm ausgenutzt, unterdrückt, verführt oder anders manipuliert fühlen. Systemische Fragetechniken helfen bei der Planung von Vorgehensweisen, helfen, Ängste vorwegzunehmen und Strategien zur Überwindung zu entwickeln. Rituale im Alltag geben Stabilität. Ganz wichtig ist auch, dass Tobias erstmalig die Erfahrung gemacht hat, dass Gespräche mit Erwachsenen hilfreich sind. Er nutzt sie zuverlässig und gerne.

Seine Verbindlichkeit und seine zunehmend offenen Kontaktaufnahmen erwecken bei einigen Erwachsenen immer wieder den Eindruck, dass er doch »eigentlich ganz harmlos« sei. Manchmal ist es für diese Erwachsenen einfach nicht vorstellbar, dass dieser völlig ohne jede sichtbaren aggressiven Tendenzen agierende junge Mann überhaupt die von ihm geschilderten, zuletzt massiv gewalttätigen sexuellen Übergriffe ausgeführt haben soll. Die Neigung, ihm mehr Freizügigkeit zuzugestehen, als zu verantworten wäre, ist latent immer wieder vorhanden. Allerdings wird dieser Neigung nicht nachgegeben, da er in seinem Bemühen um erweiterte Freizügigkeitserprobung (ein Mehr an unbegleitetem Ausgang) immer auf Verhandlungen mit demselben zuständigen Therapeuten angewiesen ist. In dieser Beziehung wird er immer wieder auf seine sexuellen Übergriffe »rückbezogen«, und es wird mit ihm und für ihn der Bezug zwischen seinem manipulativen Verhalten, unterdrückten aggressiven Impulsen und Gefühlen von Hilflosigkeit und Ohnmacht hergestellt. In solchen Gesprächen gelingt es ihm nach und nach auch, wütend und aggressiv zu werden. Seine aggressiven Gefühle sind dann gut spürbar, und er selbst genießt es, sich in einer solchen emotionalen Verfassung zu befinden. Auch lernt er, auf diese Gefühle, auf ihre Wahrnehmung und Äußerung stolz zu sein.

An dieser Stelle des therapeutischen Prozesses setzt eine sehr typische Entwicklung ein: Der Junge beginnt, sich selbst zu verletzen, d. h., er schneidet und ritzt sich an der Hautoberfläche. In den Gesprächen mit ihm wird deutlich, dass er inzwischen große Schuldgefühle und Selbsthass bezüglich seiner Handlungen gegenüber der Schwester entwickelt hat. Aber er sucht das Gespräch, und es gelingt ihm, diese selbstverletzenden Handlungen positiv zu sehen. Er kann die Umdeutung, dass er jetzt in der Lage sei, sich vollständig für die sexuellen Übergriffe verantwortlich zu fühlen, annehmen und diese »positive« Entwicklung des »Das gehört jetzt zu mir« schätzen lernen. Damit wird das selbstverletzende Verhalten überflüssig, und er kann es beenden.

Er ist nach einiger Zeit in der Lage, zuverlässig mit den für ihn zuständigen Erwachsenen seine Gefühle in Bezug auf Erfahrungen von Stärke, Dominanz und Stolz, ebenso wie in Bezug auf Unterlegensein, Ohnmacht und Hilflosigkeit zu besprechen. Er genießt die Möglichkeit, in den Gesprächen Unterstützung zu erhalten, die es ihm ermöglicht, auf die Abwertung anderer zur eigenen Aufwertung zu verzichten. Ritualisierte Kontakte schätzt er sehr: Er nutzt die Möglichkeiten zur Kontaktaufnahme und Terminvereinbarung und zeigt sich in der Einhaltung von Vereinbarungen sehr zuverlässig. Er formuliert, dass er im Rahmen der stationären Therapie erstmalig zuverlässig und vertrauensvoll mit Erwachsenen über sich sprechen kann. Überschreitungen der zugestandenen Ausgangsmöglichkeiten sind nicht zu beobachten.

Ritualisierte Vorgehensweisen, die den Jugendlichen die Möglichkeit geben, sich für ihre Interessen einzusetzen, haben zwei Funktionen: Zum einen geben sie – wie dem hier beschriebenen Jungen – Sicherheit und Orientierung, helfen so gegen Angst, ermöglichen, etwas zu erreichen, und geben Gelegenheit, stolz auf sich zu sein. Zum anderen verschaffen sie den Jugendlichen Frustrationen: Sie fühlen sich dann wieder klein, ohnmächtig und hilflos, können und dürfen diesen Gefühlen aber mit offener und unter Verzicht auf manipulative Strategien deutlich geäußerter Wut und Aggression gegenüber dem erwachsenen Gesprächspartner begegnen. Dadurch gewinnen sie ebenfalls an Zuversicht und Selbstvertrauen hinzu.

Im Rahmen der therapeutischen Arbeit mit der Familie legen die Eltern ihre Trennung offen. Die Mutter plant, zusammen mit ihrer Tochter ihren Mann zu verlassen. Sie setzt diesen Plan um.

Im weiteren Verlauf steht die Erprobung der erarbeiteten Strategien zum Umgang mit Situationen an, in denen Tobias sich positionieren muss. Die enge Vernetzung innerhalb der Einrichtung erlaubt es immer wieder, Rückmeldungen über manipulatives Verhalten mit ihm zu reflektieren. Zudem wird mit ihm im Rahmen der Rückfallprophylaxe fortlaufend in Einzel- und Gruppengesprächen sein Umgang mit Gefühlen von Hilflosigkeit und Ohnmacht besprochen. Er selbst thematisiert sie, da sich sein Aktionsradius zunehmend bis auf Bereiche außerhalb der Einrichtung (externe Beschulung) ausdehnt. Es wird deutlich, dass er über wenige Beziehungen mit Gleichaltrigen verfügt. Er verhält sich in seinen Peer-Kontakten nach wie vor sehr vorsichtig und zurückhaltend.

Hilfreich ist für ihn in diesem Zusammenhang die Entwicklung einer »Stoppmetapher«. Er wählt für sich als Signal und Symbol, das ihn in schwierigen Situationen dazu veranlassen soll, manipulative Handlungen zum Nachteil anderer zu beenden, das Bild eines von ihm selbst in der Ergotherapie hergestellten weinenden Mädchens. Es soll seine Schwester darstellen.

Mit dem zuständigen Jugendamt, den Eltern und mit ihm selbst werden die Möglichkeiten seiner zukünftigen Wohn- und Schul- bzw. Arbeitssituation besprochen. Durch die zwischenzeitlich erfolgte Verurteilung zu einer Jugendstrafe von zwei Jahren, verbunden mit einer Strafaussetzung zur Bewährung von drei Jahren und der Betreuung durch einen Bewährungshelfer, erhält er in dieser Betreuung eine weitere kontinuierliche Beziehung zu einem Erwachsenen zur Unterstützung an die Seite gestellt.

Er selbst legt für sich fest, dass er nicht zum Vater oder zu den Großeltern in die Wohnung ziehen möchte (zur Mutter kann er nicht, da die Schwester nach wie vor keinen Kontakt mit ihm möchte), sondern dass er seinen Lebensmittelpunkt eigenständig – »neutral« – in einer Wohngruppe haben möchte. Die Mutter stimmt zu, Vater und Großeltern gelingt die Zustimmung nur mit Mühe. Sie hätten lieber gesehen, wenn er ihre Angebote, zu ihnen zu ziehen, angenommen hätte. Das Jugendamt sucht dann in Zusammenarbeit mit der Sozialarbeiterin der Klinik eine geeignete Wohngruppe, in die der Junge nach insgesamt 18 Monaten therapeutischer Betreuung einzieht.

In einem intensiven Prozess der Rückkoppelung neuer Erfahrungen in einem erweiterten Aktionsradius (unbegleiteter Ausgang, zuletzt freier Ausgang, z. B. auch öffentliche Beschulung) im Rahmen vertrauter therapeutischer Beziehungen entwickelt sich der Junge während der letzten Monate seines Aufenthaltes weiter. Er hat den Wert von Gesprächen verstanden und achtet auf sich selbst: Wenn er sich unsicher fühlt, redet er mit den therapeutisch Zuständigen und verzichtet auf Ausgang. Er steuert und kontrolliert sich selbst. In den Gesprächen zu seiner Zukunftsplanung gelingt es ihm, sich offen und eindeutig zu positionieren. Er ist darauf sehr stolz.

6 Stand der Forschung

Eine Evaluationsforschung zur Wirksamkeit systemischer Therapie (und auch anderer Therapieverfahren) bei sexuell devianten Jugendlichen hat bisher nur sehr spärlich stattgefunden. Einige unsystematische, nicht randomisiert kontrollierte Erhebungen verweisen jedoch darauf, dass die Arbeit mit jugendlichen Sexualstraftätern insofern sehr dankbar ist, als der weitaus größte Teil der Jugendlichen, die die Therapie durchgehalten haben, nicht mehr durch sexuelle Übergriffe in Erscheinung getreten sind.

Mosser (2012, S. 91 ff.) beschreibt zur Evaluation von Behandlungsprogrammen Folgendes: »Systematische Analysen der Behandlung sexuell auffälliger Kinder liegen für Deutschland bisher kaum vor.« Es seien zwar Evaluationsstudien zum Hamburger Modellprojekt für sexuell auffällige Minderjährige (Quenzer u. Dahle 2010), zum Modellprojekt »Wendepunkt e. V. in Schleswig Holstein« (Priebe 2008) sowie zum Modellprojekt »Präventionsmaßnahmen gegen sexuelle Gewalt - Erzieherische Hilfen für jugendliche Sexualstraftäter in Nordrhein Westfalen« (Nowara u. Pierschke 2005) durchgeführt worden. Allerdings bezögen sich diese Studien weitgehend auf strafunmündige Kinder. Die Ergebnisse würden aber zumeist nicht nach Altersgruppen differenziert. Es sei so keine Unterscheidung der Ergebnisse möglich, die sich auf Jugendliche bzw. auf Kinder beziehen. Er erwähnt weiter, dass die Studie von Nowara und Pierschke (2005) darstelle, dass die Behandlung von Kindern schwieriger sein dürfte als die Arbeit mit Jugendlichen, da die Möglichkeit der Strafandrohung bei Nichtbeteiligung an Behandlungsmaßnahmen nicht besteht (Mosser 2012, S. 91). Die Evaluationen beziehen sich zudem auf kognitiv-behaviorale Ansätze.

Eine über neun Jahre durchgeführte unsystematische katamnestische Erhebung des Autors an den im Gerhard-Bosch-Haus der LVR-Klinik Viersen behandelten Jugendlichen erbrachte folgende Resultate.

Im Zeitraum von 1997 bis 2008 wurden 165 Jungen aufgenommen. In 53 Fällen wurde die Behandlung entweder durch die Jugendlichen selbst oder durch die Behandler abgebrochen. Gründe für die vorzeitige Beendigung der Therapie waren seitens der Behandler mangelnde Bereitschaft des Jugendlichen zur Mitarbeit, Verlegung in eine forensische Klinik (nachdem durch eine psychiatrische Begutachtung im Rahmen eines Strafverfahrens die Voraussetzungen der §§ 20, 21 StGB und des § 63 StGB bejaht worden waren), Abbrüche durch die Eltern, Entweichungen, d. h. Verlassen des Gerhard-Bosch-Hauses ohne Erlaubnis, und eine von uns veranlasste Inhaftierung nach erneuten sexuellen Übergriffen auf Mitbewohner der Therapiegruppe. Eine genauere Zuordnung der Jungen zu verschiedenen Entlassungsgründen wurde nicht vorgenommen. 112 Jugendliche haben die Behandlung erfolgreich abgeschlossen. »Erfolgreicher Behandlungsabschluss« wurde dadurch definiert, dass die entsprechenden Jungen das gesamte Behandlungsangebot bis zum Ende mit einer *geplanten* Entlassung durchgeführt haben. Danach erfolgte in der Regel durch das multiprofessionelle Team eine Einschätzung des Behandlungserfolges mit dem Ergebnis einer eher guten oder eher schlechten Prognose bezüglich des Begehens weiterer Sexualstraftaten.

		Erneute Sexualstraftaten	Gute Prognose und erneute Sexualstraftaten
Gesamtzahl	165 100 %	12 7,27 %	
Vorzeitiger Abbruch	53 32,12 %	5 9,43 %	
Abgeschlossene Behandlung	112 67,87 %	7 6,25 %	4 3,57 %
Erneute Sexualstraftaten	12 7,27 %		
Keine weiteren Straftaten	153 92,72 %		

Von den 165 Jungen sind 153 - soweit das zu erheben war - nicht mehr durch sexuelle Übergriffe in Erscheinung getreten. Dies konnte durch Kontakte mit den Jungen selbst, mit Bewährungshelfern, Angehörigen, Jugendämtern und anderen Kontaktpersonen erhoben werden. Zwölf Jugendliche sind nach Informationen seitens der Strafverfolgungsbehörden, der Justiz (Haftanstalten) und der Forensik erneut sexuell übergriffig geworden (entspricht 7,27 %). Bei fünf dieser zwölf Jungen, die uns als erneut einschlägig straffällig bekannt geworden sind, war die Behandlung durch uns vorzeitig abgebrochen worden (9,43 %). Sieben Jungen sind nach einer abgeschlossenen Behandlung erneut einschlägig aufgefallen (dies entspricht 4,24 % von 165 Jungen oder 6,25 % von 112 Jungen mit abgeschlossener Behandlung). Von ihnen haben drei von uns bei Entlassung eine eher negative Prognose im Hinblick auf weiteres sexuell übergriffiges Verhalten bekommen. Es verbleiben somit vier Jungen mit guter Prognose durch uns und somit für uns nicht erwarteten erneuten einschlägigen sexuellen Übergriffen (entspricht 3,57 %, bezogen auf die 112 Jungen, die die Behandlung abgeschlossen haben).

Das bedeutet aber auch, dass 92,72 % der Jungen keine weiteren Sexualstraftaten begangen haben. Interessant ist in diesem Zusammenhang, dass von den Jungen, bei denen die Behandlung vorzeitig abgebrochen wurde, 9,43 % erneut Sexualstraftaten begingen – das sind mehr Straftaten, als von denjenigen verübt wurden, die die Behandlung abgeschlossen haben (= 6,25 %). Den geringsten Wert bezüglich erneuter Sexualstraftaten erzielten die Jungen mit abgeschlossener Behandlung und guter Einschätzung durch das multiprofessionelle Team: 3,57 %.

Zusammengefasst, könnte man unter vorsichtiger Interpretation der Zahlen sagen: Die Arbeit mit den Jungen lohnt sich. Aber: Auch viele von denen, bei denen die Behandlung abgebrochen wurde, sind nicht mehr durch Sexualstraftaten in Erscheinung getreten.

Eine unveröffentlichte Diplomarbeit aus dem Jahre 2003 (Möbius 2003) erfasste 31 abgeschlossene Behandlungsverläufe aus dem Gerhard-Bosch-Haus der LVR-Klinik Viersen. Bei 30 Jugendlichen, die im

Zeitraum zwischen 1997 und 2001 im Gerhard-Bosch-Haus der LVR-Klinik Viersen behandelt wurden, konnten keine erneuten Sexualstraftaten nach der Entlassung aus der stationären Behandlung erhoben werden. Die Daten hierzu beruhen auf Erkenntnissen des Bundeszentralregisters. Andere Informationsquellen wurden nicht herangezogen. Ein Jugendlicher wurde erneut durch sexuell deviantes Verhalten einschlägig straffällig. Weiter gehende Informationen zu von ihm begangenen Straftaten gegen die sexuelle Selbstbestimmung liegen nicht vor (ebd.). Bei diesem Jungen war die Behandlung vorzeitig durch uns abgebrochen worden; vonseiten der Therapeuten der Einrichtung war damals eine hohe Rückfallgefährdung prognostiziert worden. Einige von den sexuell nicht mehr auffällig gewordenen Jugendliche waren allerdings in anderer Weise in Erscheinung getreten. Sie hatten Straftaten wie »Beförderungserschleichung«, »Sozialversicherungsbetrug« und »Diebstahl« und auch Körperverletzungsdelikte begangen (ebd., S. 116–119).

Andere Veröffentlichungen zur Evaluierung therapeutischer Arbeit stammen aus den USA. Sie überprüfen zum einen den »multisystemischen Ansatz« und die »Multi Family Group Therapy« und zum anderen kognitiv-behavioral orientierte Vorgehensweisen, die auch in der Bundesrepublik, in den Niederlanden, der Schweiz und Österreich praktiziert werden.

In einer anderen Studie zur Wirksamkeit multisystemischer Therapie (Borduin, Schaeffer a. Heiblum 2009) wurden von den Autoren zum Zeitpunkt der Untersuchung durchschnittlich 22,9 Jahre alte ehemalige Teilnehmer eines multisystemischen Therapieprogrammes (das 8,9 Jahre zurücklag) untersucht. Die Ergebnisse zeigen, dass die Teilnehmer der Studie im Vergleich zu Teilnehmern von »Usual-Services«-Angeboten geringere Rückfallraten aufwiesen (8 % zu 46 %) und geringere Häufigkeiten bei nichtsexuellen Straftaten (29 % zu 58 %). Hinzu kam, dass diejenigen, die an multisystemischer Therapie teilgenommen hatten, 70 % weniger Inhaftierungen über alle Straftaten zeigten und 80 % weniger Tage in Haft verbrachten.

In einer einjährigen Follow-up-Studie mit Teilnehmern an multisystemischen Therapieangeboten wurde weiter gefunden, dass sie im Vergleich zu denjenigen, die an »üblichen Therapieangeboten« teilgenommen hatten, signifikant weniger sexuelle Verhaltensauffälligkeiten, allgemeine Delinquenz, Substanzmittelmissbrauch, externalisierende psychiatrische Symptome und außerhäusliche Unterbringungen aufwiesen (Letourneau, Henggeler, Borduin, Schewe, McCart, Chapman a. Saldana 2009).

Relativ gut untersucht ist hingegen die weit verbreitete kognitiv-behaviorale Ausrichtung der Behandlung sexuell übergriffiger Jungen. Marques, Wiederanders, Day, Nelson und van Ommeren (2005) haben im Rahmen einer Langzeit-Follow-up-Studie die Rückfallhäufigkeiten von sexuell übergriffigen Männern, die mit kognitiv-behavioralen Methoden (in diesem Fall: »Sex Offender and Treatment and Evaluation Project« – SOTEP) stationär behandelt worden waren, mit denen von unbehandelten Inhaftierten verglichen. In dieser Studie wurden keinerlei Unterschiede in den Rückfallhäufigkeiten, sowohl bei Vergewaltigern als auch bei Kindesmissbrauchern, festgestellt (ebd., p. 79). Die Autoren weisen auf große Unterschiede in den Ergebnissen von Metastudien zur Rückfallhäufigkeit hin (ebd., p. 80). Sie wollten herausfinden: »Was hilft bei welchen sexuell Übergriffigen unter welchen Bedingungen?« Obwohl es sich hierbei um erwachsene sexuell übergriffige Straftäter handelt, soll diese Studie, da sie die erste randomisierte Studie in diesem Feld ist, dargestellt werden. Zudem haben die Ergebnisse auch Implikationen für systemisches Arbeiten mit sexuell übergriffigen Jugendlichen. So formulieren die Autoren in ihren Schlussfolgerungen u. a., dass Behandlungsangebote in Behandlungsintensität und -inhalten die Höhe des Rückfallrisikos, die individuellen Behandlungsbedürfnisse und die Ansprechbarkeit der Teilnehmer berücksichtigen müssen (»risk – need – responsivity model«, p. 103). Man kann dies so verstehen, dass sie somit für einen eher psychotherapeutischen Ansatz plädieren, der weniger an Modulen orientiert ist, sondern mehr an den individuellen Gefährdungsrisiken, Bedürfnissen, Ressourcen und sonstigen Voraussetzungen der Teilnehmer ansetzt. Er kommt somit dem weiter oben beschriebenen systemischen Ansatz näher als einem klassischen, strikt kognitiv-behavioral orientierten Vorgehen.

Die Autoren verlangen weiter, dass regelmäßig überprüft werden muss, ob die an der Behandlung Teilnehmenden auch die Therapie bekommen, die sie benötigen, und dass Nachsorge stattfinden muss, die auf einem individuellen, interdisziplinären Fallmanagementmodell und nicht nur auf therapeutischen Sitzungen beruht. Grundsätzlich ist dem von Fanniff und Becker (2006, p. 279; Übers.: T. G.) zur Evaluation der unterschiedlichen Behandlungsansätze Gesagten zuzustimmen:

> »Sexuell übergriffige Jugendliche scheinen geringe Rückfallzahlen aufzuweisen, weswegen eine geringe Rückfallhäufigkeit nicht bedeutet, dass die Behandlung effektiv war, wenn keine Kontrollgruppe in der Untersuchung etabliert wurde.«

Literatur

Alves, H. (1990): Therapeutische Arbeit mit sexuell auffälligen Jugendlichen. In: W. Rotthaus (Hrsg.): Psychotherapie mit Jugendlichen. Dortmund (Modernes Lernen).

Barrett, M. J. u. T. S. Trepper (1997): Behandlung der Verleugnung in Familien bei sexuellem Kindesmissbrauch. *Kontext* 28 (2): 146–162.

Bentovim, A. (1995): Traumaorganisierte Systeme – Systemische Therapie bei Gewalt und sexuellem Missbrauch in Familien. Mainz (Matthias Grünewald).

Bentovim, A. (2002): Hope for children and families. Siehe unter: http://www.rcpsych.ac.uk/pdf/Bentovim%20Arnon%200913%20CALC.pdf [13.11.2017].

Boeckhorst, F. (1988): Strategische Familientherapie. Dortmund (Modernes Lernen).

Böllinger, L. (1995): Ambulante Psychotherapie mit Sexualstraftätern. *Zeitschrift für Sexualforschung* 3: 199–221.

Boonman, C., E. van Vugt, L. Jansen, O. Colins, T. Doreleijers, G. Stams a. R. Vermeiren (2015): Mental disorders in juveniles who sexually offended: A meta analysis. *Aggression and Violent Behavior* 24: 241–249.

Bott, H. (1997): Therapie mit sexuell ausbeutenden Männern. In: K. Klees u. W. Friedebach (Hrsg.): Hilfen für missbrauchte Kinder. Weinheim (Beltz).

Borduin, C. a. C. Schaeffer (2001): Multisystemic treatment of juvenile sexual offenders: A progress report. *Journal of Psychology and Human Sexuality* 13 (3–4): 25–42.

Borduin, C., C. Schaeffer a. N. Heiblum (2009): A randomized clinical trial of multisystemic therapie with juvenile sexual offenders: Effects on youth social ecology and criminal activity. *Journal of Consulting and Clinical Psychology* 77 (1): 26–37.

Bovard-Johns, R., J. Yoder a. D. Burton (2015): Therapeutic alliance with juvenile sexual offenders: The effects of trauma symptoms and attachment functioning. *Journal of Offender Rehabilitatioin* 54: 296–315.

Buggle, F. u. F. Baumgärtel (1975):Hamburger Neurotizismus- und Extraversionsskala für Kinder und Jugendliche (HANES KJ). Göttingen (Hogrefe).

Bullens, R. (1993): Ambulante Behandlung von Sexualdelinquenten innerhalb eines gerichtlich verpflichtenden Rahmens. In: G. Ramin (Hrsg): Inzest und sexueller Missbrauch. Beratung und Therapie. Ein Handbuch. Paderborn (Junfermann).

Burton, D. L. (2000): Were adolescent sexual offenders children with sexual behavior problems? *Sexual Abuse: A Journal of Research and Treatment* 12 (1): 157–170.

Deegener, G. (1996): Multiphasic Sex Inventory (MSI). Fragebogen zur Erfassung psychosexueller Merkmale bei Sexualtätern. Göttingen (Hogrefe).

Deegener, G. (1999): Sexuelle und körperliche Gewalt. Therapie jugendlicher und erwachsener Täter. Weinheim (Beltz).

David, K. P., K. Wegner, F. Mielke u. N. Grein (2005): Ambulante Tätertherapie. Arbeit mit Sexual- und Gewalttätern. Kiel (Beratungsstelle im Packhaus).

de Shazer, S. (1989): Der Dreh. Überraschende Wendungen und Lösungen in der Kurzzeittherapie. Heidelberg (Carl-Auer), 13. Aufl. 2015.

Eldridge, H. u. R. Bullens (1997): Dauerhafte Veränderung: Handbuch zur Rückfallprävention. Leiden (ABJ).

Elsner, K. u. A. König (2010): Behandlungsevaluation sexuell übergriffiger strafunmündiger Jungen. *Kindesmisshandlung und -vernachlässigung* 13 (1): 20–43.

Elz, J. (2003): Sexuell deviante Jugendliche und Erwachsene. Wiesbaden (Eigenverlag kriminologische Zentralstelle).

Fahrenberg, J., R. Hampel u. H. Selg (2010): Freiburger Persönlichkeitsinventar (FPI R). Göttingen (Hogrefe).

Fanniff, A. a. J. Becker (2006): Specialized assessment and treatment of adolescent sex offenders. *Aggression and Violent Behavior* 11 (3): 265–282.

Finkelhor, D. a. A. Browne (1985): The traumatic impact of child sexual abuse: A conceptualization. American Journal of Orthopsychiatry 55 (4): 530–541.

Grawe, K. u. M. Grawe-Gerber (1999): Resoourcenaktivierung. Ein primäres Wirkprinzip der Psychotherapie. *Psychotherapeut* 44:63–73.

Groth, A. N. a. C. M. Loredo (1981): Juvenile sexual offenders: Guidelines for assessment. *International Journal of Offender Therapy and Comparative Criminology* 25: 265–272.

Grob, A. u. C. Smolenski (2009): Fragebogen zur Erhebung der Emotionsregulation bei Kindern und Jugendlichen (FEEL KJ). Göttingen: Hogrefe.

Gruber, T. (1995): Die Betreuung von sexuell auffälligen Jugendlichen im Gerhard-Bosch-Haus. In: Landschaftsverband Rheinland (Hrsg.): Brücken für Kinder. Brauweiler (Rhein-Eifel-Mosel), S. 80–86.

Gruber, T. (1998): Stationäre Arbeit mit jugendlichen Sexualstraftätern - Die Behandlung sexuell auffälliger Jungen in einem Zwangskontext. In: Sexuelle Kindesmisshandlung: »Die Täter« - differenzieren statt verallgemeinern. (Kongressbericht.) Köln (Bundesarbeitsgemeinschaft der Kinderschutz-Zentren).

Gruber, T. (2002): Das Viersener Modell zur Therapie mit jugendlichen Sexualstraftätern. Zur Dialektik von Kontrolle und Therapie, Zwang und Freiwilligkeit. In: M. Schmelzle u. U. Knölker (Hrsg.): Therapie unter Zwang? Lengerich (Pabst).

Gruber, T. (2004): Ratgeber für den Umgang mit sexuell auffälligen Jungen.

Düsseldorf (Ministerium für Gesundheit, Soziales, Frauen und Familie des Landes Nordrhein Westfalen).

Gruber, T. u. W. Rotthaus (1999): Systemische Therapie mit jugendlichen Sexualstraftätern in einer symptomhomogenen Gruppe. *Zeitschrift für Strafvollzug und Straffälligenhilfe* 48 (6): 341-348.

Gruber, T., S. Waschlewski a. G. Deegener (2003): Multiphasic Sex Inventory (MSI J). Göttingen (Hogrefe).

Günter, M. (2001): Die Behandlung jugendlicher Sexualstraftäter aus psychoanalytischer Sicht. *Kinderanalyse: Psychoanalyse im Kindes- und Jugendalter und ihre Anwendungen* 9 (1): 41–59.

Hall, G. (1995): Sexuell ofender recidivism revisited: A meta-analysis of recent treatment studies. *Journal of Consulting and Clinical Psychology* 63: 802-809.

Hanstein, W. (1997): Therapieabbruch und Rückfälle bei Sexualstraftätern. In: K. Klees u. W. Friedebach (1997): Hilfen für missbrauchte Kinder. Interventionsansätze im Überblick. Weinheim (Beltz).

Hendriks, J. u. R. Bullens (1998): Dauerhafte Veränderung - Handbuch Rückfallvorbeugung. Leiden (Ambulant Bureau Jeugdwelzijnzorg).

Henggeler, S., E. Letourneau, J. Chapman, C. Borduin, P. Schewe a. M. McCart (2009): Mediators of change for multisystemic therapy with juvenile sexual offenders. *Journal of Consulting and Clinical Psychology* 77 (3): 451-462.

Huber, M. (2004): Wege der Traumabehandlung. Trauma und Traumabehandlung Teil 2. Paderborn (Junfermann).

Hunter Jr., J. A. a. A. Figueredo (1999): Factors associated with treatment compliance in a population of juvenile sexual offenders. *Sexual Abuse: A journal of Research and Treatmernt* 11 (1): 49-67.

Kendall-Tackett, K. A., L. Meyer-Williams u. D. Finkelhor (2005): Die Folgen von sexuellem Missbrauch bei Kindern: Review und Synthese neuerer empirischer Studien. In: G. Amann u. R. Wipplinger (Hrsg.): Sexueller Missbrauch. Überblick zu Forschung, Beratung und Therapie. Tübingen (DGVT), S. 179–213.

Kindl-Beilfuß, C. (2008): Fragen können wie Küsse schmecken. Systemische Fragetechniken für Anfänger und Fortgeschrittene. Heidelberg (Carl-Auer), 7. Aufl. 2017.

Krampen, G. (1991): Fragebogen zu Kompetenz- und Kontrollüberzeugungen (FKK). Göttingen (Hogrefe).

Landeskriminalamt NRW [Nordrhein-Westfalen] (2017): Polizeiliche Kriminalstatistik 2015. Verfügbar unter: https://polizei.nrw/sites/default/files/2016-11/PKS_Jahrbuch_2015_inkl_Tabellenanhang%281%29.pdf [12.11.2017].

Lempp, R. (1983): Gerichtliche Kinder- und Jugendpsychiatrie. Bern (Hans Huber).

Letourneau, E., S. Henggeler, C. Borduin, P. Schewe, M. McCart, J. Chapman a. L. Saldana (2009): Multisystemic therapie for juvenile sexual offenders. 1 year results from a randomized effectiveness trial. *Journal of Family Psychology* 23 (1): 89–102.

Marques, J., M. Wiederanders, D. Day, C. Nelson a. A. van Ommeren (2005): Effects of a relapse prevention programm on sexual recidivism: Final results from California´s sex offender treatment and evaluation project (SOTEP) sexual abuse. *A Journal of Research und Treatment* 17 (1): 79–107.

Mielke, F. (2010): Vom Reden zum Handeln kommen. Ein Behandlungskonzept für die Arbeit mit jugendlichen Sexualstraftätern. *Pro Familia Magazin* 38 (3): 18–19.

Miner, M., C. Borduin, D. Prescott, H. Bovensmann, R. Schepker, R. Du Bois, J. Schladale, R. Eher, K. Schmeck, T. Langfeldt, A. Smit a. F. Pfäfflin (2006): Standards of care for juvenile sexual offenders of the international association for the treatment of sexual offenders. Sexual Offender Treatment 1: 1–7.

Möbius, A. (2003): Eruierung von Prädiktoren zur Compliance bei der Therapie jugendlicher Sexualstraftäter und Eruierung der Rückfälligkeit dieser Sexualstraftäter. Technische Universität Dresden, Fakultät für Mathematik und Naturwissenschaften, Fachrichtung Psychologie (unveröffentl. Diplomarbeit).

Moschner (2009): Das AM 2-Modell der Erstbewertung. Leitfaden, Düsseldorf (Graf Recke Stiftung).

Mosser, P. (2012): Sexuell grenzverletzende Kinder – Praxisansätze und ihre empirischen Grundlagen. Eine Expertise für das Informationszentrum Kindesmisshandlung/Kindesvernachlässigung (IzKK). München (Deutsches Jugendinstitut).

Munder, T., F. Wilmers, R. Leonhart, H.-W. Linster a. J. Barth (2009): Working alliance inventory – Short revised (WAI – SR) psychometric properties in outpatients and inpatients. *Clinical Psychology and Psychotherapy*. Verfügbar unter: www.researchgate.net/profile/Juergen_Barth/publication/228336420_Die_deutschsprachige_Version_des_Working_Alliance_Inventory_-_short_revised_WAI-SR_-Ein_schulenubergreifendes_oekonomisches_und_empirisch_validiertes_Instrument_zur_Erfassung_der_therapeutischen_Allia/links/0912f502529add3220000000/Die-deutschsprachige-Version-des-Working-Alliance-Inventory-short-revised-WAI-SR-Ein-schulenuebergreifendes-oekonomisches-und-empirisch-validiertes-Instrument-zur-Erfassung-der-therapeutischen-Al.pdf

[12.11.2017].
Nahum, D. a. M. Brewer (2004): Multi family group therapy for sexually abusive youth. Journal of Child Sexual Abuse: Research, Treatment & Program Innovations for Victims, Survivors & Offenders 13 (3-4): 215-243.
Natho, F. u. S. Bebermeyer (2013): Systemische Impulse für die erzieherische Arbeit mit Kindern und Jugendlichen, die durch sexuell übergriffiges Verhalten auffällig werden. *Zeitschrift für systemische Therapie und Beratung* 31 (1): 10-20.
Nichols, H. R. a. I. Molinder (1984): Multiphasic sex inventory manual. A test to assess the psychosexual characteristics of the sexual offender. Tacoma, WA (Nichols & Molinder)
Nowara, S. u. N. Leygraf (2000): Psychotherapeutische Behandlung von Sexualstraftätern. In: W. Senf u. M. Broda (Hrsg): Praxis der Psychotherapie . Stuttgart (Thieme), S. 669-677.
Nowara, S. u. R. Pierschke (2005): Erzieherische Hilfen für
jugendliche Sexual(straf)täter. Katamnesestudie zu den vom Land
Nordrhein-Westfalen geförderten Modellprojekten. (Im Auftrag des Ministeriums für Generationen, Familie, Frauen und Integration
des Landes Nordrhein-Westfalen.) Waltrop (Institut für Rechtspsychologie).
Oginiewski, B. (2015): Eine Gratwanderung - Sexuell übergriffige Mädchen zwischen Trauma und Deliktverhalten. *Kindesmisshandlung und -vernachlässigung* 18 (1): 88-99.
Omer, H. u. A. von Schlippe (2002): Autorität ohne Gewalt. Coaching für Eltern von Kindern mit Verhaltensproblemen. Elterliche Präsenz als systemisches Konzept. Göttingen (Vandenhoek & Ruprecht).
Prentky, R. a. S. Righthand (2003): Juvenile sex offender assessment protocol - II (J- soap- II). Verfügbar unter: https://www.ncjrs.gov/pdffiles1/ojjdp/202316.pdf [12.11.2017].
Priebe, B. (2008): Rückfallprophylaxe bei jungen Sexualstraftätern. Erfahrungen aus der ambulanten Arbeit mit sexuell grenzverletzenden Kindern und Jugendlichen. *Zeitschrift für Sexualforschung* 21 (3): 249-268.
Print, B., H. Griffin, A. Beech, J. Quayle, H. Bradshaw, J. Henniker a. T. Morrison (2008): AIM Project (Assessment – Intervention – Moving on). Verügbar unter: www.aimproject.org.uk [12.11.2017].
Print, B., H. Griffin, A. Beech, J. Quayle, H. Bradshaw, J. Henniken u. T. Morrison (2009): Das AIM2 Modell der Erstbewertung. Düsseldorf (Graf-Recke-Stiftung, Erziehung & Bildung).
Quenzer, C. K. Dahle (2010): Standardisierte Prognoseinstrumente für junge Sexualstraftäter. In: P. Briken, A. Spehr, G. Remschmidt, H., M. H. Schmidt u. F. Poustka (2017): Multiaxiales Klassifikationsschema für psychische Störungen des Kindes- und Jugendalters nach ICD-10. Mit einem

synoptischen Vergleich von ICD-10 und DSM-V. Bern (Hogrefe).

Richter-Appelt, H. (2005): Differentielle Folgen von sexuellem Missbrauch und körperlicher Misshandlung und die Bedeutung von Replikationsstudien. In: G. Amann u. R. Wipplinger (Hrsg.): Sexueller Missbrauch. Überblick zu Forschung, Beratung und Therapie. Tübingen (DGVT), S. 229–251.

Romer u. W. Berner (Hrsg): Sexuell grenzverletzende Kinder und Jugendliche. Lengerich (Pabst).

Rotthaus, W. (1990): Stationäre systemische Kinder- und Jugendpsychiatrie. Dortmund (Modernes Lernen. Unveränd. Nachdr. der 2. Aufl.: 2015, Heidelberg (Carl-Auer).

Rotthaus, W. (1994): Sexuelle Misshandlung - 9 Anmerkungen zur Konstruktion einer Welt der Verantwortlichkeit mit dem Täter. *Zeitschrift für systemische Therapie* 12: 25–32.

Rotthaus, W. T. Gruber (2005): Systemische Tätertherapie mit Jugendlichen und Heranwachsenden. Einladung zur Konstruktion einer Welt der Verantwortlichkeit. In: G. Ammann u. R. Wipplinger (Hrsg.): Sexueller Missbrauch. Tübingen (DGVT), S. 641-659.

Ryan, G., T. Leversee a. S. Lane (2010): Integrating theory and method: Goal oriented treatment. In: G. Ryan a. S. Lane (eds.): Juvenile sex offending. Causes, consequences, and correction. Hoboken, NJ (John Wiley & Sons).

Schlippe, A. von u. J. Schweitzer (2012): Lehrbuch der systemischen Therapie und Beratung I. Göttingen (Vandenhoeck & Ruprecht).

Schurke, B. u. J. Arnold (2009): Kinder und Jugendliche mit problematischem sexuellen Verhalten in teilstationären Hilfen zur Erziehung. *Praxis für Kinderpsychologie und Kinderpsychiatrie* 58: 186-214.

Seifert, L. u. K. Darwin (2014): Vom Umgang mit dem Unerwarteten - Systemisches Arbeiten in Täterarbeit und Opferschutz. *Zeitschrift für systemische Therapie und Beratung* 32 (4): 161–169.

Shelef, K., G. M. Diamond, G. S. Diamond and H. A. Liddle (2005): Adolescent and parent alliance and treatment outcome in multidimensional family therapy. *Journal of Consulting and Clinical Psychology* 73 (4): 689-698.

Spitczok von Brisinski, J., T. Gruber, G. Hinrichs, D. Köhler u. C. Schaff (2006): Diagnostik und Therapie sexuell delinquenten Verhaltens. *Forum für Kinder- und Jugendpsychiatrie, Psychosomatik und Psychotherapie* 3: 58-84.

Schwing, R. u. A. Fryszer (2006): Systemisches Handwerk. Göttingen (Vandenhoeck & Ruprecht).

Tomm, K. (1988a): Das systemische Interview als Intervention. Teil II: Reflexive Fragen als Mittel zur Selbstheilung. *System Familie* 1 (3): 145-159.

Tomm, K. (1988b): Das systemische Interview als Intervention. Teil III: Lineale, zirkuläre, strategische oder reflexive Fragen? *System Familie* 2 (1): 220–243.

Tomm, K. (2004): Die Fragen des Beobachters. Schritte zu einer Kybernetik zweiter Ordnung in der systemischen Therapie. Heidelberg (Carl-Auer), 5. Aufl. 2009.

Unabhängiger Beauftragter [der Bundesregierung] für Fragen des sexuellen Missbrauchs (2017): Was ist sexueller Missbrauch? Verfügbar unter: https://beauftragter-missbrauch.de/praevention/was-ist-sexueller-missbrauch/definition-von-sexuellem-missbrauch/#c550 [12.11.2017].

Wolff- Dietz, I. (2007): Jugendliche Sexualstraftäter. Lengerich (Pabst).

Worling, J., D. Bookalam a. A. Litteljohn (2012): Prospective validity of the estimate of risk of adolescent sexual offense recidivism (ERASOR). *Sexual Abuse: A Journal of Research and Treatment* 3: 203–223. Auch verfügbar unter: http://journals.sagepub.com/doi/abs/10.1177/1079063211407080 [12.11.2017].

Zankman, S. a. J. Bonomo (2004): *Working with parents to reduce juvenile sex offender recidivism. Journal of Child Sexual Abuse: Research, Treatment, and Program Innovations for Victims, Survivors, and Offenders* 13 (3-4): 139-156.

Über den Autor

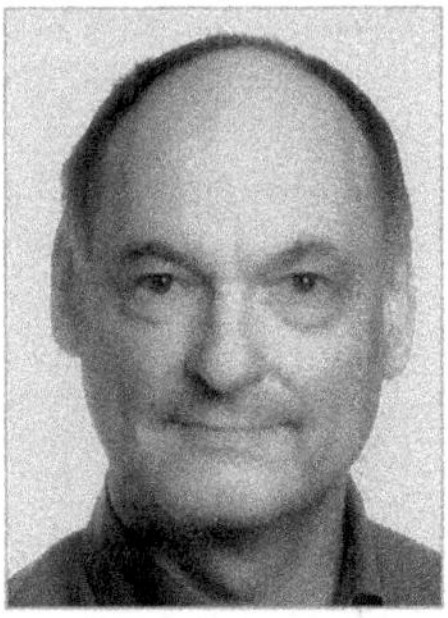

Thomas Gruber, Lehrtherapeut DGSF, Lehrender für Beratung und Systemischer Supervisor (Rheinische Gesellschaft für systemische Therapie); 1984–2016 in den Rheinischen Kliniken Viersen beschäftigt; Mitentwickler des „Viersener Modells" zur Behandlung jugendlicher Sexualstraftäter; Strafrechts- und Prognosegutachter; Mitarbeit in der Steuerungsgruppe zum Modellprojekt des Bundesfamilienministeriums „Kooperationsstrukturen zur Betreuung sexuell auffälliger Jungen" und in weiteren überregionalen Arbeitsgruppen.

Kontakt: *tgruber@rgst.de*

Alexander Korittko

Posttraumatische Belastungsstörungen bei Kindern und Jugendlichen

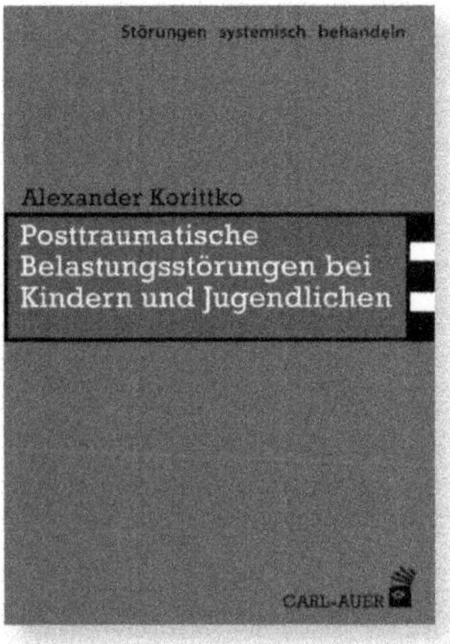

Mit einem Vorwort
von Dorothea Weinberg

Mit einem Geleitwort
von Gerald Hüther

Störungen systemisch behandeln, Bd. 5
287 Seiten, Kt, 2. Aufl. 2017
ISBN 978-3-8497-0114-7

Zusatzmaterial online

Niemand zeigt sich alleine gestört oder auffällig. Kinder und Jugendliche, die ein einmaliges oder wiederholtes Ereignis erlebt haben, das ihre Bewältigungsmöglichkeiten überforderte, haben Eltern, Ersatzeltern oder sonstige Bezugspersonen, die ebenfalls von diesem Ereignis betroffen sind. Dieser Blick auf den Kontext ist eine wichtige Grundlage für hilfreiches psychotherapeutisches Handeln.

Alexander Korittko, einer der profiliertesten systemischen Therapeuten in Fällen von posttraumatischen Belastungsstörungen bei Kindern und Jugendlichen, schildert auf der Grundlage seiner umfangreichen Erfahrungen detailliert und mit vielen Fallbeispielen, wie Therapeuten – nicht nur solche mit einer speziellen Weiterbildung – Kindern und Jugendlichen dabei helfen können, die durch ihr Trauma bzw. ihre Traumata bedingten Einschränkungen zu überwinden, und welche Klippen sie dabei umschiffen müssen.

Eine gewinnbringende Lektüre für alle, die mit Kindern und Jugendlichen sowie ihren Bezugspersonen arbeiten! Ergänzendes Material zur Unterstützung dieser Arbeit steht online zum Download bereit.

„Umfassend, mit einem liebevollen Blick auf die betroffenen Kinder und Jugendlichen, so einfach in der Beschreibung und gleichzeitig so präzise wie möglich, praxisrelevant auf der Grundlage langjähriger Erfahrung – das macht dieses Buch für mich besonders wertvoll. Sie sollten es lesen und in Ihrer Nähe griffbereit halten, wenn Sie jemand sind, der traumatisierte Kinder und Jugendliche kompetent zu begleiten versucht."

Prof. Dr. Gerald Hüther

Carl-Auer Verlag • www.carl-auer.de